SMOOTHIES KOCHBUCH

Smoothies Zum Abnehmen, Entgiften Und Entschlacken

(Leckere Smoothie Rezepte So Entgiften & Entschlacken Sie Ihren Körper Richtig)

Lea Berg

Herausgegeben von Sharon Lohan

© **Lea Berg**

All Rights Reserved

Smoothies Kochbuch: Smoothies Zum Abnehmen, Entgiften Und Entschlacken (Leckere Smoothie Rezepte So Entgiften & Entschlacken Sie Ihren Körper Richtig)

ISBN 978-1-990334-93-1

☐ Copyright 2021 - Alle Rechte vorbehalten.

Dieses Dokument zielt darauf ab, genaue und zuverlässige Informationen zu dem behandelten Thema und Themen bereitzustellen. Die Publikation wird mit dem Gedanken verkauft, dass der Verlag keine buchhalterischen, behördlich zugelassenen oder anderweitig qualifizierten Dienstleistungen erbringen muss. Wenn rechtliche oder berufliche Beratung erforderlich ist, sollte eine in diesem Beruf praktizierte Person bestellt werden.
- Aus einer Grundsatzerklärung, die von einem Ausschuss der American Bar Association und einem Ausschuss der Verlage und Verbände gleichermaßen angenommen und gebilligt wurde.
Es ist in keiner Weise legal, Teile dieses Dokuments in elektronischer Form oder in gedruckter Form zu reproduzieren, zu vervielfältigen oder zu übertragen. Das Aufzeichnen dieser Veröffentlichung ist strengstens untersagt und jegliche Speicherung dieses Dokuments ist nur mit schriftlicher Genehmigung des Herausgebers gestattet. Alle Rechte vorbehalten.
Die hierin bereitgestellten Informationen sind wahrheitsgemäß und konsistent, da jede Haftung in Bezug auf Unachtsamkeit oder auf andere Weise durch die Verwendung oder den Missbrauch von Richtlinien, Prozessen oder Anweisungen, die darin enthalten sind, in der alleinigen und vollständigen Verantwortung des Lesers des Empfängers liegt. In keinem Fall wird dem Verlag eine rechtliche Verantwortung oder Schuld für

etwaige Reparaturen, Schäden oder Verluste auf Grund der hierin enthaltenen Informationen direkt oder indirekt angelastet.

Der Autor besitzt alle Urheberrechte, die nicht beim Verlag liegen.

Die hierin enthaltenen Informationen werden ausschließlich zu Informationszwecken angeboten und sind daher universell. Die Darstellung der Informationen erfolgt ohne Vertrag oder Gewährleistung jeglicher Art.

Die verwendeten Markenzeichen sind ohne Zustimmung und die Veröffentlichung der Marke ist ohne Erlaubnis oder Unterstützung durch den Markeninhaber. Alle Warenzeichen und Marken in diesem Buch dienen nur zu Erläuterungszwecken und gehören den Eigentümern selbst und sind nicht mit diesem Dokument verbunden.

INHALTSVERZEICHNIS

KAPITEL 1: VITAMINE, MINERALSTOFFE UND SPURENELEMENTE 1

KAPITEL 2: DIE 21-TAGE CHALLENGE 6

ORANGEN-SMOOTHIE 16
„GUTE NACHT- SMOOTHIE" 17
PRETTY IN PINK KOHL SMOOTHIE 18
BRENNNESSEL-BIRNEN-SMOOTHIE 19
SÜßER-NEKTARINEN-SMOOTHIE 20
GELBER-KURKUMA-MANGO-SMOOTHIE 21
BEEREN SMOOTHIE 22
GRÜNE BANANE: 23
ERDBEER SMOOTHIE 24
GRÜNER-INGWER-SMOOTHIE 25
MELONENBOOSTER 26
„TROPICAL AWESOMENESS SMOOTHIE" 27
BANANEN & SPINAT SMOOTHIE 28
GRÜNER-HEIDELBEER-SMOOTHIE 29
SPINAT-APFEL-SMOOTHIE 30
RUCOLA SMOOTHIE 31
WASSERMELONEN-SMOOTHIE 32
MATCHA BANANEN-SMOOTHIE 33
RED TREASURE: 34
HIMBEER SMOOTHIE 35
GRÜNER-KORIANDER-SMOOTHIE 36
HEIBATCHI 37
„KHAKI- FRUCHT- SMOOTHIE" (ALKOHOLISCH) 38
MANGO, KIWI, PFIRSICH UND SPINAT SMOOTHIE 39
GRÜNER FRÜHSTÜCKS-SMOOTHIE 40
SPINAT-ERDBEER-SMOOTHIE 41
SPINAT- KOHL SMOOTHIE 42
APFEL-WASSERMELONE-SMOOTHIE 43
GELBER GARTEN 44
HOT STRAWBERRY 45

- Birnen-Smoothie 46
- Johaki 47
- Early Bird 48
- „Waldbeeren- Smoothie" 50
- Grüner Preiselbeer-Himbeer Smoothie mit Haselnuss und Vanille 51
- Pampelmuse-Birnen-Smoothie 52
- Kohl-Kokos-Smoothie 53
- Grüner Apfel Smoothie 54
- Karotten-Apfel-Smoothie 55
- Ausgefallene Smoothies 56
- Teetime: 56

GRÜNER FRÜHSTÜCKSSMOOTHIE 57
- Kokos-Joghurt-Smoothie 58
- Kiwimandscharo 59
- „Spinat- Beeren- Smoothie" 60
- Frühlings-Entgiftung Smoothie 61
- Salat-Smoothie-Mix 62
- Rote Bete-Smoothie 63
- Koriander-Sellerie-Smoothie 64
- Leichter Grüner Smoothie 65
- Kokos-Orangen-Heidelbeer-Smoothie 66
- The Fire: 67

GRÜNER JOGHURTSMOOTHIE 68
- Urlaubsfeeling-Smoothie 69
- Avocadokiss 70
- „Spinat- Mandel- Smoothie" 71
- Spinat Smoothie mit Apfel und Avocado 72
- Ananas-Bananen-Smoothie 73
- Melonen-Smoothie 74
- Gemischter Salat Smoothie 75
- Orient Express: 76

SPINAT SMOOTHIE 77
- Kakao-Smoothie 78
- „Pure Healthiness" 79
- Grüner Mango Melonen Wahnsinn Smoothie 80
- Avocado- Spinat Smoothie 81

Kiwi-Beeren Punch	82
Bananenmilch	83
Grüner Glücksdrink	84
Orangen - Aprikosen - Walnuss Smoothie	86
Feldsalat Obst Smoothie	87
Brombeer-Himbeer-Smoothie	88
Grüner Bananen-Kiwi-Smoothie mit Radieschengrün	89
Der leicht Verdauliche	90
Karotten – Ananas – Bananen - Smoothie	92
Gojibeeren Traum	93
Gojibeeren Traum	94
Süße Träume	95
Radieschen - Bananen Smoothie	97
Avocado Gurken Kokossmoothie	98
Karibiksmoothie	99
Beeren – Smoothie	100
Wassermelone-Traube	101
Heidelbeer – Mango - Orangen - Smoothie	102
Apfel Leinsamen Zimt Smoothie	103
Grüner Schokoladen-Pfirsich Smoothie	104
Porridge	105
Fit Mix	106
Grüner Mus Smoothie	108
Litschi-, Himbeer- und Rosenwasserbrause	109
Gelber Kurkuma - Mango Smoothie	110
Morning Power	111
Kohl - Bananen – Ananas - Smoothie	112
Detox Smoothie	113
Leckerer Herbst	114
Grüner Kirschschokoladen Smoothie	115
Ananas-Mango Smoothie	116
Happy Day	117
Smoothie auf Joghurtbasis	119
Wassermelonen- und Erdbeersaft	120
31. Pfirsich – Gurken - Spinat-Smoothie	121
Bananen-Mango-Smoothie	122

- Birnen Traum 123
- Mango Koriander Smoothie 124
- Sour Cherry Smoothie 125
- Brombeeren Hafer Smoothie 127
- Verdauungs-Smoothie 128
- Wassermelonen – Smoothie 129
- Würziger Herbst 130
- Low Carb Smoothie 131
- Kirsch Kokos Smoothie 132
- Preiselbeer-, Apfel- und Orangensaft 133
- Salat-Vitamin-Smoothie 134
- Birnen Traum 136
- Gurken Kiwi Smoothie 137
- Frühstücks Sellerie Smoothie 138
- Schokoladen-Marshmallow-Wolkenshake 139
- Kohlrabi-Smoothie mit Grapefruit und Banane 140
- Würziger Mandarinen Smoothie 141
- Grüner Klassiker 142
- Bananen Hafer Smoothie 143
- Bananen-Milchshake 144
- Vitamin Smoothie 145
- Hafer Beeren Traum 146
- Erdbeer Spinat Smoothie 147
- Spinat Rucola Smoothie 148
- Wassermelonen- und Erdbeermilchshake 149
- Würziger Mandarinen Smoothie 150
- Erdbeeren Shake 151
- Wassermelonen- und Minzgranita 152
- Birnen Grünkohl Smoothie 153
- Bananen-, Sahne- und Schoko-Smoothie 154

Kapitel 1: Vitamine, Mineralstoffe und Spurenelemente

Damit Smoothies auch wirklich zur Gesundheit unseres Körpers beitragen können, ist es wichtig, auf die richtigen Inhaltsstoffe zu achten. Dies gilt in erster Linie natürlich für alle Zutaten, besonders aber für die grünen Bestandteile. Denn diese beinhalten die sogenannten Phytamine, was vom griechischen Wort „Phyto" abgeleitet ist und Pflanze bedeutet. Ein Beispiel dafür wären Pholyphenole, die im Granatapfel zu finden sind und sich senkend auf den Blutdruck auswirken. Diese sekundären Pflanzenstoffe sind wichtig für unseren Körper und die Gesundheit, weil sie als sogenannte Radikalfänger fungieren.

In jedem Körper sind freie Radikale unterwegs, welche auch als aggressive Sauerstoffmoleküle bezeichnet werden können. Durch das Fangen dieser Radikale wird der antioxidative Prozess unterstützt und dadurch die Körperzellen geschützt. Gibt es im Körper keine sekundären Pflanzenstoffe, kann es zu sogenanntem oxidativen Stress kommen. Das bedeutet, dass im Körper ein Ungleichgewicht von freien Radikalen und Antioxidantien vorherrscht. Experten raten deshalb zu den bereits genannten fünf täglichen Portionen Obst und Gemüse.

Antioxidantien sind chemische Substanzen, die in der Natur vorkommen. Dabei vereinen sich unterschiedliche Vitalstoffe und bilden eine Gruppe, welche wiederum besagte Oxidationen anderer Stoffe verhindern. Die freien Radikale sind schädliche reaktive Sauerstoffpartikel, die den Organismus in Stress versetzen, wenn sie von den Antioxidantien nicht gefangen werden. Denn sie zerstören viele Gewebearten, besonders die DNA. Das wiederum beschleunigt unter anderem den Prozess der Alterung. Mehr Antioxidantien im Körper haben also einen natürlichen Anti Aging Effekt. Spurenelemente und Aminosäuren werden ebenfalls häufig im Zusammenhang mit Smoothies genannt, weil sie ebenfalls Antioxidantien sind. Dazu zählen beispielsweise Vitamin C und E, welche für den Menschen essentiell sind. Sie werden zwar vom Körper synthetisiert, allerdings nicht in der Menge, wie es nötig wäre. Also sollten sie zusätzlich über die Nahrung aufgenommen werden und das geht wunderbar mit einem ausgewogenen Smoothie.

So weit so gut. Mineralstoffe und Spurenelemente sind derzeit in aller Munde und quasi überall drin, wo gesund drauf steht. Doch was versteckt sich denn nun genau hinter diesen beiden Begriffen? Zu den Mineralstoffen zählen sich beispielsweise Kalzium, Magnesium, Kalium und Natrium. Der Körper braucht diese Stoffe, um den Säure-Basen-Haushalt im Gleichgewicht halten zu können, ebenso wie den pH-Wert. Außerdem helfen sie, Knochen und Zähne aufzubauen und stark zu machen, sie regulieren den Blutdruck ebenso wie die Funktionen von Nerven und

Muskeln. Sie sind in verhältnismäßig hohen Massen im Körper enthalten.

Im Gegensatz dazu zählen die Spurenelemente zu den geringer im Körper vorhandenen Stoffen. Dazu zählen unter anderem Fluor, Eisen, Zink, Kupfer und Selen. Diese Stoffe sind unheimlich wichtig für hormonelle und enzymatische Reaktionen und außerdem in einigen Eiweißen vorhanden. Um über Smoothies die Stoffe auch aufnehmen zu können, ist es wichtig, qualitative Lebensmittel zu verwenden. Denn durch die immer industrieller werdenden Anbaubedingungen in der Landwirtschaft gegen den Pflanzen immer mehr Mineralstoffe und Spurenelemente verloren. Nicht selten kommt es dann zu Mangelerscheinungen beim Menschen.

Der letzte große Bestandteil der Inhaltsstoffe sind natürlich die Vitamine. Dahinter verstecken sich organische Verbindungen ohne die der Körper nicht lebensfähig wäre. Er kann eine ausreichende Menge allerdings nicht selbst herstellen und deswegen müssen wir ihn mit einer gesunden Ernährung tatkräftig unterstützen. Reaktionen, die in den Zellen vor sich gehen, werden maßgeblich von verschiedenen Vitaminen unterstützt. So wird Energie gewonnen und das Gewebe aufgebaut. Auch Vitamine besitzen antioxidative Eigenschaften und kommen beim Fangen freier Radikale zum Einsatz. Mithilfe von Vitaminen können Krankheiten abgewehrt werden und der Körper wird weniger anfällig für Infekte.

Doch nicht jedes Vitamin ist überall im Körper für jede Zelle zuständig. Das Vitamin A beispielsweise kümmert sich um unser Sehvermögen und Vitamin D sorgt für den ordnungsgemäßen Einbau von Kalzium in die Knochen. Vitamin K ist mit für die Blutgerinnung zuständig. Obst und Gemüse sind also wichtige Lieferanten, um stets ausreichend Vitamine im Körper zu haben.

Trotzdem sollte auch hier auf die Herkunft und Lagerung geachtet werden. Denn Licht, Sauerstoff und auch Hitze können den Vitaminen in dem Nahrungsmittel schaden. Je länger beispielsweise Kartoffeln gelagert werden, desto mehr Vitamine werden abgebaut. Eine Hilfe, diesen Vorgang zu verlangsamen, kann das Einfrieren von Lebensmitteln sein. Deshalb sind tiefgefrorene Obst- und Gemüsesorten manchmal sogar nährstoffreicher als frische Lebensmittel.

Werden nicht ausreichend Vitamine über die Nahrung aufgenommen, kann es zu Mangelerscheinungen kommen. Die Ernährung muss in jedem Fall ausgewogen sein, denn es gibt kein natürliches Lebensmittel auf dieser Welt, was alle wichtigen Vitamine enthält.

Skorbut kann beispielsweise eine Folge von zu wenigen Vitaminen im Körper sein, genauer genommen einem chronischen Mangel von Vitamin C. Dabei kommt es zu Störungen in der Wundheilung und zu Zahnfleischentzündungen. Wer also ständig mit solchen Erscheinungen zu kämpfen hat, sollte vielleicht mal seinen Vitamin C Wert checken lassen.

Kapitel 2: Die 21-Tage Challenge

Da du jetzt die unterschiedlichen Möglichkeiten kennst, Gewicht zu verlieren, ist es an der Zeit sie in Form einer 21-Tage langen Herausforderung anzuwenden. Diese 21-Tage Challenge ist nichts dass du auf die leichte Schulter nehmen solltest. Du benötigst Hingabe und Entschlossenheit, um erfolgreich zu sein.

Es ist wichtig, dass du dich von einem Arzt untersuchen lässt, bevor du dich dieser Herausforderung stellst, um zu sehen, ob du fit genug bist diese durchzustehen. Manche dieser Herausforderungen werden deine Willenskraft herausfordern und andere werden deine Körperkraft auf die Probe stellen. Du musst mit dem Arzt sprechen, um zu sehen, wie viel dein Körper einstecken kann und welche Vorsichtsmaßnahmen du treffen musst.

Du kannst die 21-Tage Challenge jeder Zeit beginnen, sobald du dich mental und körperlich auf sie vorbereitet hast. Versuche damit an Tagen zu beginnen, an denen du keine ausstehende Reise oder kein großes Ereignis in deinem Leben hast, damit du dich einzig und allein auf die Herausforderung konzentrieren kannst.

Tag 1 – Wirf die schlechten Lebensmittel weg

Entferne alle verarbeiteten Lebensmittel aus deinem Zuhause. Dieser Säuber-ungsprozess hilft das Verlangen fernzuhalten. Werde Lebensmittel los, die viel Zucker und Fett enthalten und spende sie an die örtlichen Tafeln.

Tag 2 – Plane dein Essen für die nächsten Wochen

Erstelle einen Plan mit den Mahlzeiten, die du in dieser Woche und in den nächsten Wochen essen wirst. Wähle Lebensmittel, die wenige Kalorien enthalten, aber bei denen viel Energie in jedem Bissen steckt. Finde eine Variation aus Lebensmitteln und Smoothie-Mischungen, so wie du es in den vorherigen Kapiteln gelesen hast. Plane deine Mahlzeiten fürs Frühstück, Mittagessen und Abendessen sowie deine Snacks.

Tag 3 - Kaufe gutes Essen

Du solltest anfangen deinen fast leeren Kühlschrank mit einigen der Supernahrungsmittel zu füllen, die in den vorherigen Kapiteln aufgeführt wurden. Versuche Lebensmittel zu kaufen, die reich an Ballaststoffen und fettverbrennenden Inhaltsstoffen sind. Kaufe Lebensmittel von lokalen Märkten und vergewissere dich, dass sie frisch sind. Falle nicht auf die 100 Kalorien Lebensmittelfallen herein. Diese stecken voller Konservierungsstoffe und künstlicher Geschmacksstoffe, um sie genießbar zu machen. Sie sind auch oft voll von Zucker. Halte dich an die Frischwarenabteilung im Supermarkt.

Kaufe Essen mit Zutaten, die du aussprechen kannst. Lebensmittel mit weniger als 5 Zutaten sind auch großartig, weil sie nicht so viele Zutaten mit vielen Kalorien enthalten. Überprüfe die Nährwerttabelle auf wichtige Nährstoffe.

Tag 4 – Beginne mit etwas leichtem Cardio-Training

Es ist an der Zeit mit dem Training zu beginnen, wenn du wirklich anfangen möchtest effektiv abzunehmen. Leichtes Cardio-Training kannst du in Form von Jogging, schnellem Gehen oder Aerobic durchführen. Trainiere mindestens 30 Minuten. Nach dieser Zeit solltest du dich müde fühlen, aber nicht so sehr, dass dein Kreislauf droht zusammenzubrechen.

Wenn du das Gefühl hast, dass du die 30 Minuten nicht durchhältst, dann ist es in Ordnung aufzuhören und eine Pause zu machen. Zwinge dich nicht etwas zu machen, dass deinen Körper verletzen könnte. Du hast gerade erst mit dieser Herausforderung angefangen, also ist es normal, dass du dich ein paar Minuten ausruhen möchtest, da dein Körper noch nicht an die neuen körperlichen Aktivitäten gewöhnt ist, die du zu deiner täglichen Routine hinzufügst.

Tag 5 – Bewege dich

Bewege dich regelmäßig im Laufe des Tages, damit du deine Chancen erhöhst Gewicht zu verlieren. Wieso gehst du nicht zu deinem Arbeitskollegen und unterhältst dich mit ihm direkt, anstatt ihm eine E-Mail zu senden. Zu gehen und zu stehen sind zwei großartige Wege um im Büro nicht so viel zu sitzen.

Du kannst als leichtes Training auch eine Haltestelle früher aus dem Bus aussteigen und den Rest des Weges zu Fuß gehen. Diese kleine Änderung bedeutet, dass du mehr Kalorien pro Tag verbrennst.

Tag 6 – Höre auf Getränken mit vielen Kalorien zu trinken

Ab heute sagst du: „Nein!" zu Limonaden und anderen zuckerhaltigen Getränken. Wenn du das Verlangen nach einem leckeren Getränk hast, dann hole dir keine Limonade. Diese steckt voller Zucker und unerwünschten Kalorien. Trinke stattdessen einen Smoothie. Eine gute Beerenmischung gibt dir Energie für den Tag und viele Ballaststoffe, die in Limonaden nicht enthalten sind. Der Smoothie macht dich auch satt, also wirst du während des Tages nicht so hungrig sein.

Tag 7 –Ersetze eine Mahlzeit mit einem Smoothie

Ein guter Smoothie, wie z.B. ein Erdnussbutter und Bananen Smoothie, kann dir die Proteine und Energie liefern, die du für den Tag benötigst. Ersetze eine deiner Mahlzeiten mit einem Smoothie und finde heraus, wie gut das für dich funktioniert. Wenn du das Gefühl hast, dass du eine Mahlzeit nicht ersetzen kannst, dann versuche einen Smoothie mit einer kleineren Mahlzeit zu trinken.

Tag 8 – Finde heraus wie gut es dir mit deinen gewählten Lebensmitteln in deinem Ernährungsplan geht

Heute ist es an der Zeit deinen Ernährungsplan auszuwerten und die guten und schlechten Teile zu identifizieren. Schau dir an, welche Lebensmittel dir im Laufe des Tages Kraft gegeben haben. Behalte sie für die nächsten Wochen in deinem Ernährungsplan und finden ähnliche Lebensmittel, die du zu deinem Plan hinzufügen kannst.

Identifiziere Lebensmittel, die du nur schwer essen konntest oder die dir nicht wirklich geschmeckt haben. Streiche sie von deinem Ernährungsplan und ersetze sie mit Lebensmitteln, die du eher essen wirst.

Tag 9 – Entscheide dich für häufigere, aber kleinere Mahlzeiten während des Tages

Kleinere Mahlzeiten im Laufe des Tages sorgen dafür, dass du Energie hast und sättigen dich besser, als drei große Mahlzeiten pro Tag. Schau dir nochmal deinen Ernährungsplan an und passe die Lebensmittel auf deiner Liste entsprechend an. Sorge dafür, dass eine deiner kleinen Mahlzeiten ausschließlich aus einem Gemüse-Smoothie besteht, um deine Gemüseaufnahme zu erhöhen.

Tag 10 – Bring dein Training auf eine neue Stufe

Mittlerweile sollte dein 30-minütiges Training zu einer gewöhnlichen Routine geworden sein. Dein Körper hat sich an das Training gewöhnt, also ist es an der Zeit es zu ändern. Nimm ein bisschen Kraftsport in deine tägliche Trainingsroutine auf. Du musst nicht direkt unglaublich viel Gewicht heben. Fange mit 2-4 kg an und mach lieber mehrere Sätze und Wiederholungen, anstatt mehr Gewicht zu verwenden.

Tag 11 – Trinke mehr Wasser

Wasser hat keine Kalorien und ist nicht teuer. Mehr Wasser zu trinken führt dazu, dass du deinen Körper entgiftest. Du vermeidest dadurch dehydriert und durstig zu sein. Manchmal bist du nicht wirklich hungrig. Du verwechselst das Durstsignal deines Körpers mit Hunger. Wenn du dich so fühlst, dann versuche zuerst ein Glas Wasser zu trinken. Wenn du nach 10 Minuten immer noch hungrig bist, dann iss etwas.

Tag 12 – Füge mehr Ballaststoffe zu deiner Ernährung hinzu

Ballaststoffe helfen dir dich länger satt zu fühlen. Trinke einen guten, belebenden Smoothie voller Haferflocken, Beeren und Äpfel. Smoothies mit diesen Zutaten enthalten sehr viele Ballaststoffe, um deinen Hunger im Zaum zu halten.

Tag 13 – Füge natürliche Gewürze zu deinem Essen hinzu

Greife nicht sofort zum Salz, wenn du dein Essen schmackhafter machen möchtest. Verwende stattdessen andere Gewürze. Verwende Zimt, Rosmarin oder Oregano, um das normale Essen schmackhafter und vielseitiger zu machen. Experimentiere mit verschiedenen Arten von Gewürzen und finde heraus, was dir am besten schmeckt.

Tag 14 – Überprüfe deinen Fortschritt

Habe keine Angst davor auf die Waage zu steigen. Du wirst wissen wollen, wie weit du nach zwei Wochen schon gekommen bist. Es wird dich motivieren zu sehen, dass du Gewicht verloren hast und wird dich antreiben weiter abzunehmen. Deinen Fortschritt zu protokollieren hilft dir auch zu wissen, wie viel mehr du machen musst, um dein Wunschgewicht zu erreichen.

Tag 15 – Iss Snacks mit wenigen Kalorien

Habe getrocknete Nüsse und Früchte griffbereit, anstatt der kalorienreichen Chips und anderen zuckerhaltigen Snacks. Mandeln, getrocknete Datteln und andere ballaststoffreiche Snacks können deinen Hunger im Zaum halten und haben wenige Kalorien.

Tag 16 – Füge ein bisschen Schärfe hinzu

Scharfes Essen kann dabei helfen Hunger im Zaum zu halten. Capsaicin sorgt für die Ausschüttung von Endorphinen in deinem Gehirn und man findet es normalerweise in scharfen Peperoni. Durch Endorphine fühlst du dich glücklich. Wenn du glücklich und zufrieden bist, dann kann dir der Gedanke, dass du hungrig bist, nicht so leicht kommen.

Tag 17 – Füge größere Portionen an grünem Blattgemüse hinzu

Schaffe mehr Platz für Salate und anderes dunkelgrünes Gemüse, anstatt deinen Teller mit Kohlenhydraten, wie Nudeln und Kartoffelbrei, vollzumachen. Du kannst den halben Teller für Gemüse verwenden, ein Viertel des Tellers für Proteine und ein Viertel für Kohlenhydrate.

Tag 18 – Entferne das Fett

Iss heute kein Fett. Wähle mageres Fleisch, wie z.B. Putenfleisch und weißes Fleisch vom Huhn ohne die fettige Haut. Entferne bei Rinder- und Schweine-fleisch das Fett und grille es, anstatt es zu braten. Höre komplett damit auf Essen zu braten. Die Öle, die man zum Braten verwendet, fügen unerwünschtes Fett und Kalorien zu deinem Essen hinzu.

Tag 19 – Verwende kleinere Teller und setz dich hin, wenn du isst

Kleinere Teller vermitteln den Eindruck von einem volleren Teller. Du trickst deinen Verstand aus und er denkt, dass dein Teller mehr Essen enthält, als es in Wirklichkeit der Fall ist. Iss nicht im Gehen. Genieße dein Essen während du sitzt. Unterhalte dich mit Freunden und schlinge dein Essen nicht einfach hinunter.

Tag 20 – Fange an Suppen zu essen

Suppen machen satt und enthalten weniger Kalorien als ein ganzes Gericht. Probiere eine gesunde Tomatensuppe. Du kannst auch versuchen einen Tomatensmoothie, mit ein paar Karotten, Zitronensaft und Eis zu machen.

Tag 21 – Atme tief ein

Fange an Übungen für tiefes Atmen in deine Routine aufzunehmen. Versuche immer wenn du dich hungrig fühlst ein paar Minuten tief einzuatmen. Tiefes Atmen verlangsamt deinen Herzschlag, wodurch du dich entspannt fühlst und deine Stresshormone reduzierst.

Versuche im Park spazieren zu gehen, um zu sehen, ob du dadurch deinen Hunger im Zaum halten kannst. Wenn du dich nach dem Spaziergang im Park und den Atemübungen immer noch hungrig fühlst, dann iss einen leichten Snack.

Zusätzlicher Tipp: Iss vor Partys

Partys sind Essensfallen voll mit deinem Lieblingsessen mit vielen Kalorien. Während deiner 21-Tage Challenge kommst du wahrscheinlich manchmal in Situationen, in denen es schwierig ist etwas Gesundes zu essen. Um dich selbst davor zu schützen, dass alle deine Bemühungen zur Gewichtsabnahme umsonst waren, musst du dich vorbereiten, bevor du zu Partys oder Veranstaltungen gehst, auf denen es vielleicht ungesundes Essen gibt.

Iss etwas von deiner nun ausgewogenen Ernährung, bevor du zu einer Party oder Veranstaltung gehst. Trinke einen sättigenden Smoothie, der dich längerfristig satt macht, und halte deinen Hunger im Zaum, wenn du während der Party am Buffettisch vorbeigehst. Auf diese Weise wirst du nicht in Versuchung kommen viele ungesunde Lebensmittel zu verzehren, wenn du auf der Party bist.

Jetzt da die 21 Tage vorbei sind, liegt es an dir das fortzusetzen, was du in den letzten Wochen angefangen hast. Lass all die gute Arbeit, die du in den letzten 21 Tagen geleistet hast, nicht umsonst gewesen sein. Bleibe weiterhin bei deiner gesunden Ernährung, mit den gesunden Smoothies, und trainiere weiterhin. Behalte die Gewohnheiten, die du entwickelt hast bei.

Wende das was du in diesem Buch gelernt hast, weiterhin bei allen deinen täglichen Aktivitäten an. Es wird einfacher für dich sein gesunde Entscheidungen zu treffen, sobald du dich erfolgreich daran gewöhnt hast, als Teil deiner täglichen Ernährung,

Supernahrungsmittel zu essen und Smoothies zu trinken. Dadurch wirst du in der Lage sein hartnäckiges Gewicht und Körperfett zu verlieren, das du immer schon loswerden wolltest.

Orangen-Smoothie

Zutaten für 1 Portion:

150ml Orangensaft
150g Joghurt (1,5% Fett)
1 EL Haferflocken
1 TL Honig
1 TL Mandelblättchen
Pro Portion etwa:
200 kcal

Zubereitungszeit:

5 Minuten
Und so geht's:

Orangensaft, Joghurt (1,5% Fett), Haferflocken, Honig und Mandelblättchen pürieren. Gut gekühlt genießen.

„Gute Nacht- Smoothie"

Zutaten:
- 2 Handvoll Spinat
- 1 Banane
- 1 Apfel
- 1-2 EL Honig (je nach Belieben)
- 2 EL Zitronen-/ Limettensaft
- 300 ml Wasser

Zubereitung:
Die Banane schälen und in kleine Stücke schneiden. Den Apfel waschen und bei belieben schälen. Danach alle Zutaten schneiden und gemeinsam in den Mixer geben. Das Ganze mit dem Zitronen-/ Limettensaft verfeinern und pürieren.

Pretty in Pink Kohl Smoothie

Zutaten
Ein gut gefüllter Becher Rotkohl, mit Stängeln von einem Becher roter Beete
1/2 Becher Mandelmilch
1/2 Becher Apfelsaft
Ein Teelöffel Vanille Extrakt
Ein Becher Eis
Ein Teelöffel Ahorn Sirup /Süßstoff ihrer Wahl, optional
Ein Löffel Protein Puder ihrer Wahl, optional

Zubereitung
In einen Mixer alles zusammen mixen, bis die gewünschte Konsistenz erreicht ist.

Brennnessel-Birnen-Smoothie

Zutaten

1 große Handvoll Brennnessel
2 Birnen, entkernt
250 ml stilles Wasser

Zubereitung

Alle Zutaten in den Smoothie-Mixer geben und gut mixen.

Süßer-Nektarinen-Smoothie

4 Nektarinen
1 Tasse Himbeeren
1 Teelöffel Vanille
1 Teelöffel Mandelmus
1 Esslöffel gemahlene Mandeln
Saft von einer halben Zitrone
Wasser nach Bedarf

Zubereitung:
Alles für eine Minute gut mixen.

Bei folgendem Rezept sind sowohl die Zutaten als auch die daraus resultierende Farbe der absolute Knaller.

Gelber-Kurkuma-Mango-Smoothie

Zubereitungszeit: ca. 10 Minuten - 4 Portionen

Zutaten:
- 1 Banane
- ½ TL Kurkumapulver
- 2 Mangos
- 1,5 TL Kokosöl
- 1 TL Zimt
- 0,5 TL Ingwer
- 400 ml Mandelmilch
- 0.5 TL Vanilleextrakt

Zubereitung:

1. Banane schälen und die Hälfte in Stücke schneiden
2. Mango waschen, schälen und grob schneiden.
3. Geben Sie in einen Mixer Kokosöl, Zimt, Ingwer, Mandelmilch, Kurkumapulver, Vanilleextrakt und geschnittenen Mangos sowie Bananen.
4. Für 30 Sekunden auf Höchster Stufe gut durch mixen und für 20 Sekunden ruhen lassen. 3 mal wiederholen.
5. Dazu passen auch Eiswürfel. Servieren und genießen.

Beeren Smoothie

Zutaten:
1. 300 rote Beeren oder gemischt.
2. 350g Mandelmilch
3. 2-3 El Cornflakes oder Müsli
4. 2-3 TL Agavendicksaft

- Zutaten in den Mixer geben oder in den Thermomix und Dann gut durchpürieren (Thermomix auf Stufe 10)
- Rote Beeren, besonders Erdbeeren, sind reich an Vitamin C. Dieses gehört zu den Antioxidantien und schützt menschliche Zellen vor freien Radikalen und schädlichen Oxidation.

1. Günstig
2. Schnell gemacht
3. Lecker

- Fazit:// Dieser Smoothie ist schlicht einfach nicht weg zu Denken. Ich habe den Smoothie so oft zu mir genommen das war der Wahnsinn.

Grüne Banane:

2 kleine Bananen, reif
2 Blätter Chinakohl
1 kleine Zucchini
1 kleiner Apfel
1 Stück Ingwerwurzel, Größe einer Daumenkuppe

Beim Einkaufen würde ich dir raten, darauf zu achten, die kleinen Bananen zu kaufen, da diese von Natur aus viel süßer und aromatischer sind. Unbedingt reife Bananen kaufen.
Zu Beginn die Bananen schälen und stückeln. Die Zucchini und den Chinakohl gut abwaschen und zerkleinern, dabei nur die Blätter des Chinakohls verwenden. Nun den Apfel vierteln und das Kerngehäuse entfernen. Den Ingwer schälen und in kleine Stücke schneiden, wenn du den Ingwer in Richtung seiner Fasern schneidest ist es einfacher für dich.
Jetzt kannst du alles zusammen in den Mixer geben und je nach gewünschter Konsistenz mit Wasser auffüllen. Ein guter Tipp: Fülle bis zur 1Liter Marke mit Wasser auf.
Den Mixer auf die höchste Stufe stellen und ca. 2 Minuten pürieren lassen.

ERDBEER SMOOTHIE

Zutaten:

- 200 g Erdbeeren
- 50 g Naturjoghurt
- 150 ml Milch
- ½ TL Vanillezucker
- 50 g Dinkelflocken

Step by Step:

Alle Zutaten in den Mixer geben und gut durchmixen.

Durchschnittliche Nährwerte

	Pro Portion
Brennwert	360 kcal
Kohlenhydrate	62,3 g
Eiweiß	10,1 g
Fett	6,8 g

Grüner-Ingwer-Smoothie

Zutaten:

Für 2 Portionen

1 Stück	Ingwer
70g	Feldsalat
1	Kiwi
½	Zitrone
1	Banane
300ml	Wasser
½	Limette

Zubereitung:

Ingwer schälen und hacken. Feldsalat waschen und trocken tupfen.

Banane und Kiwi schälen.

Zitrone und Limette auspressen. Alle Zutaten in den Mixer geben und pürieren.

Melonenbooster

Zutaten für 1 Portion

- ☐ 250g Honigmelone
- ☐ Saft einer halben Bio-Limette
- ☐ 2cm Ingwer
- ☐ 3 Minzblätter
- ☐ 50 ml Wasser

Der Melonenbooster ist pflegeleicht! Du kannst einfach alles zusammen in den Mixer geben und loslegen!

Nährwerte: 157 Kcal - 35,8g Kohlenhydrate - 2,6g Eiweiß - 28g Ballaststoffe - 0,4g Fett

„Tropical Awesomeness Smoothie"

Zutaten:
- ½ Ananas
- 2 Mangos
- 1 Salat (Römersalat)
- 2 kleine Stücke Ingwer

Zubereitung:
Alle genannten Zutaten waschen, zu kleinen Stücken schneiden und schließend vermixen. Fertig!

Bananen & Spinat Smoothie

Zutaten
Eine halbe gerissene Banane
Ein Becher Milch
Frischer Baby Spinat
Eiswürfel

Zubereitung
Alle Zutaten im Mixer mischen. Bon Appetit!

Grüner-Heidelbeer-Smoothie

Zutaten

1 Handvoll Kohlrabiblätter ohne Stängel
5 Blätter von Radieschen
1 Blatt vom Sellerie
150 g Heidelbeeren
3 entsteinte Zwetschgen

Zubereitung

Alle Zutaten in den Smoothie-Mixer geben und bis zur 1-Liter-Marke mit Wasser auffüllen. Gut mixen.

Spinat-Apfel-Smoothie

Zutaten

250 ml stilles Wasser
1 grüner Apfel, entkernt
30 g Spinat
2 Kiwis, geschält
Saft von einer halben Zitrone

Zubereitung

Alle Zutaten in den Smoothie-Mixer geben und gut mixen.

Rucola Smoothie

1 Bund Rucola
1 Handvoll Feldsalat
halbe Gurke
halbe Avocado
1 Banane
1 Birne
ca. halber bis dreiviertel Liter Wasser

Zubereitung:
Alle Zutaten bis auf die Banane gut mixen. Erst zum Schluss die Banane hinzugeben

Wassermelonen-Smoothie

Zubereitungszeit: ca. 5 Minuten - 4 Portionen

Zutaten:

- 800 g Wassermelone
- Eiswürfe

Zubereitung:

1. Die Wassermelone halbieren und in mundgerechte Stücke schneiden
2. Nun alle Zutaten in einen Mixer geben und auf der höchsten Stufe sehr fein pürieren. Bei bedarf Zucker dazugeben
3. Nun den Smoothie in Behälter umfüllen.
4. Dazu passen auch Eiswürfel und mit Wassermelonen Stücken garnieren. Servieren und genießen.

Matcha Bananen-Smoothie

1 kleineBanane
1 TLMatcha Tee (grünes Teepulver), fein gemahlen, 1 g
1 SpritzerZitronensaft
3 ELNaturjoghurt
1 ELHonig
80 mlWasser

Die Banane schälen und in kleine Stücke schneiden und sofort mit Zitronensaft beträufeln.
Alle Zutaten in einem kleinen Mixer gut pürieren, in ein großes Glas füllen und genießen.

Red Treasure:

1 Rote Bete, gekocht
1 Birne
n. B. Agavendicksaft oder Honig
1/2 Zitrone
150 ml Wasser

Die Rote Bete gekocht kaufen oder kurz abkochen und in der Mitte teilen. Anschließend den Strunk der Birne entfernen, die Birne entkernen und in kleine Stücke würfeln.
Alle Zutaten in einen Mixer geben und nach Belieben Wasser hinzufügen (ich empfehle hier ca. 150 ml). Um den Smoothie süß zu genießen, einfach ein wenig Honig in den Mixer hinzufügen.
Ca. eine Minute lang den Mixer auf höchster Stufe einstellen, damit alles schön cremig wird.
Den Saft einer Zitronenhälfte auspressen und zum Schluss mit einem Löffel unterrühren.
Die Birne spielt bei diesem Rezept eine wichtige Rolle, durch sie wird das Aroma und die Konsistenz ausgeglichen.
Der Honig gibt dem Ganzen eine angenehme Süße und wirkt außerdem mit seinen vielen Enzymen entzündungshemmend. Dieser Smoothie hilft beim Abnehmen und stärkt gleichzeitig die Gesundheit enorm.

HIMBEER SMOOTHIE

Zutaten:

- 250 g Himbeeren
- 3 Nektarinen
- 1 TL Vanilin-Zucker
- 100 g Naturjoghurt
- 100 ml Milch

Step by Step:

Nektarinen entkernen.
Alle Zutaten in den Mixer geben und gut durchmixen.

Durchschnittliche Nährwerte

	Pro Portion
Brennwert	391 kcal
Kohlenhydrate	79,2 g
Eiweiß	13,6 g
Fett	1,2 g

Grüner-Koriander-Smoothie

Zutaten:

Für 3 Portionen

1 Bund	Koriandergrün
1	Manog
½	Avocado
1	Banane
700ml	Wasser
100ml	Kokosmilch
100g	Blattspinat
150g	Römersalat

Zubereitung:

Das Gemüse waschen und trocknen. Mango und Avocado entkernen. Banane schälen.

Alle Zutaten in den Mixer geben und pürieren.

Heibatchi

Zutaten für 1-2 Portionen

- ☐ 2 Bananen
- ☐ 200g Tk-Heidelbeeren
- ☐ Saft einer Halben Zitrone
- ☐ 5g Chiasamen
- ☐ 200-300ml Hafermilch

Zubereitungstipp: Die Chiasamen kannst du 5 Minuten vorher in 50ml Hafermilch rühren, und sie erst nach dem Mixen deines Smoothies hinzufügen. Sie sind dann schön aufgequollen und geben eine überragende Optik.

Nährwerte:381 Kcal – 69,9g Kohlenhydrate – 6,2g Eiweiß - 17,3g Ballaststoffe – 4,3g Fett

„Khaki- Frucht- Smoothie" (ALKOHOLISCH)

Zutaten:
- 2 Orange
- 4 Khakifrüchte
- 100 ml Eierlikör
- Granatapfelsaft (1 Granatapfel)

Zubereitung:
Orangen und Khakifrüchte schälen, schneiden und in den Mixer geben. Den Eierlikör in den Mixer gießen und pürieren.
Zu guter Letzt den Granatapfel halbieren und auspressen.

Mango, Kiwi, Pfirsich und Spinat Smoothie

Zutaten
1/2 Becher Orangensaft
2 gute Hände Baby Spinat
2 Mangos, gepellt
2 Kiwis, gepellt
2 Bananen
Eine Pfirsich, gewürfelt
Ein Becher Eiswürfel

Zubereitung
Alle Zutaten im Mixer mischen. Bon Appetit!

Grüner Frühstücks-Smoothie

Zutaten

350 ml Fruchtsaft, nach Belieben
½ Zitrone
1 Stück Ingwer
2-3 Handvoll Spinat
1 geschälte Kiwi
1 entkernter Apfel
1 geschälte Orange
6 geputzte Erdbeeren
2 TL Honig oder Sirup
1 Schuss Wasser

Zubereitung

Alle Zutaten in den Smoothie-Mixer geben und gut mixen.

Spinat-Erdbeer-Smoothie

Zutaten

1 Birne, entkernt
6 Erdbeeren
2 Guaven, geschält
250 g Spinat
150 ml stilles Wasser

Zubereitung

Alle Zutaten in den Smoothie-Mixer geben und gut mixen.

Spinat- Kohl Smoothie

1 Handvoll Spinat
1 Handvoll Kohl
½ Bund Minze
1 Reife Banane
½ Apfel
½ Grapefruit
Wasser

Zubereitung:
Alle Zutaten gut mixen, beginnend mit dem Blattgrün.

Apfel-Wassermelone-Smoothie

Zubereitungszeit: ca. 10 Minuten - 4 Portionen

Zutaten:

- 400 ml Apfelsaft
- 800 g Wassermelone
- 2 Limetten
- 8 EL Zucker

Zubereitung:

1. Kiwi schälen, waschen, halbieren, entkernen und in mundgerechte Stücke schneiden. Wassermelone in Stücke schneiden.
2. Nun alle Zutaten in einen Mixer geben und auf der höchsten Stufe sehr fein pürieren.
3. Nun den Smoothie in Behälter umfüllen.
4. Dazu passen auch Eiswürfel. Servieren und genießen.

Gelber Garten

1 Paprikaschote, gelb
2 Äpfel
1   Scheibe Ananas
1 Zitrone
1 TLSonnenblumenöl
1 ELMandelmus
100 mlWasser
evtl. Honig

Die Paprika, Äpfel und Ananas in grobe Stücke schneiden & zusammen mit dem Wasser in den Mixer geben und pürieren. Währenddessen kannst du die Zitrone schon einmal auspressen, um deinen frischen Saft zu erhalten. Nach dem im Mixer keine groben Stücke mehr zu erkennen sind, gibst du den frischen Zitronensaft zusammen mit dem Öl und dem Mandelmus dazu. Je nach Süße kannst du etwas mit Honig nachhelfen, ich genieße diesen Smoothie jedoch ganz ohne Honig.
Jetzt alles noch einmal schön durchmixen, bis du eine homogene Masse erhältst.
Zum Dekorieren und verfeinern deiner Mahlzeit empfehle ich dir ein Minzblatt.

HOT STRAWBERRY

Zutaten:

- 100 g Erdbeeren
- 1 Banane
- 1 TL brauner Rohrzucker
- 150 ml Orangensaft
- Chilischoten nach Belieben

Step by Step:

Alle Zutaten in den Mixer geben und gut durchmixen.

Durchschnittliche Nährwerte

	Pro Portion
Brennwert	238 kcal
Kohlenhydrate	51,9 g
Eiweiß	3,7 g
Fett	1,1 g

Birnen-Smoothie

Zutaten:

Für 2 Portionen

2	Birnen
100ml	Holundersaft
1 EL	Zitronensaft

Zubereitung:

Birnen entkernen und in Stücke schneiden.

Alle Zutaten im Mixer mixen.

Johaki

Zutaten für 1-2 Portionen

- ☐ 100g Rote Johannisbeeren
- ☐ 100g schwarze Johannisbeeren
- ☐ 150g Kirschen
- ☐ 1 Banane
- ☐ 150ml Wasser

Zubereitungstipp: Sehr einfach und lecker, aber du solltest die Kirschen vorher entsteinen um Unglücken vorzubeugen.

Nährwerte:279 Kcal -55,8g Kohlenhydrate - 5g Eiweiß - 11,8g Ballaststoffe -1,1g Fett

Early Bird

Ergibt 2 Portionen
Pro Portion: ca. 145 Kalorien
Zubereitungszeit: ca. 7 Minuten

Zutaten:
1 Handvoll Blattspinat
1 Mandarine
2 Esslöffel Sanddornsaft
250 g Beerenmix (TK)
2 Teelöffel Kakaopulver
2 Esslöffel Hanfsamen
Etwas Honig nach Belieben
Eiswürfel nach Belieben

Zubereitung:

1. Waschen Sie den Spinat und schütteln Sie ihn trocken, schälen Sie die Mandarine.
2. Geben Sie alle Zutaten in den Mixer.
3. Zerkleinern Sie alles 20 Sekunden auf mittlerer Stufe, dann 2 Minuten auf höchster Stufe.
4. Nach Belieben können Sie nun etwas Wasser angießen, bis die gewünscht Konsistenz erreicht ist.
5. Den Smoothie in ein Glas gießen und nach Belieben Eiswürfel oder Crushed Ice zugeben.

Und das macht diesen Smoothie so gesund:

- Fördert gute Laune und Konzentration
- Wirkt schmerzstillend und stimmungsaufhellend
- Macht wach und verbessert Konzentration und Leistungsfähigkeit
- Stärkt die Nerven

„Waldbeeren- Smoothie"

Zutaten:

- 2 Handvoll gefrorene Waldbeeren
- 2 Äpfel
- 2 Bananen
- 100 ml Wasser

Zubereitung:

Zuerst die Äpfel und Waldbeeren waschen und klein schneiden. Auch die Bananen müssen geschnitten werden.
Nun das Obst gemeinsam mit dem Wasser in den Mixer geben und gut pürieren.

Grüner Preiselbeer-Himbeer Smoothie mit Haselnuss und Vanille

Zutaten
Ein Becher gefrorene Himbeeren
Ein Becher Preiselbeeren
Eine Banane, geschält
10 Rohe Haselnüsse, eingeweicht für 8 Stunden
Vanille von einer Vanillebohne
3 Becher frischer Baby Spinat
250ml gefiltertes Wasser

Zubereitung
Beginnend mit der Flüssigkeit, alle Zutaten im Mixer auf hoher Geschwindigkeit für 30 Sekunden mixen. Genieß deinen Smoothie!

Pampelmuse-Birnen-Smoothie

Zutaten

2 Birnen, entkernt
1 geschälte Pampelmuse
125 g Feldsalat
6 Blatt Grünkohl
¼ Liter stilles Wasser

Zubereitung

Alle Zutaten in den Smoothie-Mixer geben und gut mixen

Kohl-Kokos-Smoothie

Zutaten

4 Kohlblätter
1 Nektarine ohne Kern
1 Pfirsich ohne Kern
Fruchtfleisch und Saft von ½ Kokosnuss
½ entkernte und geschälte Mango

Zubereitung

Alle Zutaten in den Smoothie-Mixer geben, nach Belieben mit Wasser auffüllen und gut mixen.

Grüner Apfel Smoothie

4 Tassen Römersalat
4 Äpfel, geviertelt mit Gehäuse
½ Tasse Datteln, entsteint
1 Prise Zimt
Wasser

Zubereitung:
Alles gut mixen, beginnend mit dem Blattgrün bis die gewünschte Konsistenz erreicht ist.
Ergibt etwas 1 ½ Liter Smoothie

Karotten-Apfel-Smoothie

Zubereitungszeit: ca. 10 Minuten - 4 Portionen

Zutaten:

- 4 Karotten
- 4 Apfel
- 4 Stück Ingwer
- 4 Orangen, Saft Pressen
- 2 Zitronen, Saft Pressen

Zubereitung:

1. Karotten und Apfel schälen, waschen, halbieren, entkernen und in mundgerechte Stücke schneiden. Bananen schälen und in Stücke schneiden.
2. Nun alle Zutaten in einen Mixer geben und auf der höchsten Stufe sehr fein pürieren.
3. Nun den Smoothie in Behälter umfüllen.
4. Dazu passen auch Eiswürfel. Servieren und genießen.

Ausgefallene Smoothies

Teetime:

1 Beutel Weißer Tee
1 kleine Cherimoya
50g Joghurt
nach Belieben Agavendicksaft
1/2 kleine Sternfrucht
Eiswürfel

Brühe als erstes den Weißen Tee mit 150 ml heißem Wasser kurz auf und lasse ihn etwa 30min abkühlen. Währenddessen kannst du die Cherimoya schälen, entkernen und in kleine Stücke würfeln. Die Cherimoya-Stücke nun mit dem Joghurt in deinen Blender geben und nach Belieben süßen. Jetzt solltest du die Sternfrucht waschen und in Scheiben schneiden. Anschließend gibst du den abgekühlten Tee und die Eiswürfel in deinen Blender hinzu und pürierst alles auf einer kleinen Stufe.
Wenn du die gewünschte Konsistenz erreicht hast, gibst du deine Mahlzeit in ein Glas und dekorierst es mit den Sternfrucht Scheiben.

GRÜNER FRÜHSTÜCKSSMOOTHIE

Zutaten:

- 2 Bananen
- 300 g Blattspinat
- Saft von ½ Zitrone
- 50 g Datteln
- 300 ml Wasser

Step by Step:

Alle Zutaten in den Mixer geben und gut durchmixen.

Durchschnittliche Nährwerte

	Pro Portion
Brennwert	337 kcal
Kohlenhydrate	74,5 g
Eiweiß	3,7 g
Fett	1,7 g

Kokos-Joghurt-Smoothie

Zutaten:

Für 2 Portionen

400g	Naturjoghurt
2 EL	Kokosflocken
90g	Ananas (Stücke)
100g	Blutorange
50ml	Kokosmilch
4g	Minze

Zubereitung:

Blutorange schälen. Alle Zutaten in den Mixer geben und cremig pürieren.

Kiwimandscharo

Zutaten für 1-2 Portionen

- ☐ **2 Kiwis**
- ☐ 100g Litschis
- ☐ 2 Mandarinen
- ☐ 150ml Hafermilch

Der Kiwimandscharo schmeckt am besten wenn du ihn auf einer Höhe von 5895 Metern genießt. – Außerdem solltest du daran denken, dass auch die Litschis einen Kern haben den du vor dem Mixen entfernen solltest.

Nährwerte:340 Kcal – 61,2g Kohlenhydrate – 4,2g Eiweiß – 12,7g Ballaststoffe - 4g Fett

„Spinat- Beeren- Smoothie"

Zutaten:

- 3 Handvoll gefrorene Beeren
- 1 gefrorene Banane
- 1 Handvoll Babyspinat
- 250g Naturjoghurt
- 100 ml Mandelmilch

Zubereitung:

Die Beeren und den Spinat waschen. Nun muss die Banane für knapp zwei Stunden in das Tiefkühlfach. Dann gemeinsam mit der Banane, dem Joghurt und der Mandelmilch in einen Mixer geben und pürieren.

Frühlings-Entgiftung Smoothie

Zutaten
Ein Becher grüner Tee, gekühlt
Ein Becher Koriander
Ein Becher Bio Baby Grünkohl
Ein Becher Gurke
Ein Becher Ananas
Saft einer Zitrone
Ein Esslöffel frischer Ingwer
1/2 Avocado

Zubereitung
Alle Zutaten im Mixer mischen. Bon Appetit!

Salat-Smoothie-Mix

Zutaten

200 g roter Salat
200 g grüner Salat
50 g Stangensellerie
1 Fenchel
2 Äpfel, entkernt
¼ Zitrone oder Limette mit Schale
1 Stück geschälten Ingwer

Zubereitung

Alle Zutaten in den Smoothie-Mixer geben und gut mixen.

Rote Bete-Smoothie

Zutaten

1 Banane, geschält
6 Rote-Bete-Blätter
1 Birne, entkernt
150 g Trauben nach Wahl
200 ml stilles Wasser

Zubereitung

Alle Zutaten in den Smoothie-Mixer geben und gut mixen.

Koriander-Sellerie-Smoothie

Zutaten

1 Handvoll Koriandergrün
1 Stange Sellerie
1 Handvoll Möhrengrün
1 Orange, geschält
400 ml stilles Wasser
1 Birne, entkernt

Zubereitung

Alle Zutaten in den Smoothie-Mixer geben und gut mixen.

Leichter Grüner Smoothie

1 Handvoll Brunnenkresse
1 Handvoll Mangold
1 Handvoll Wirsing
1 Banane
1 Birne
1/2 Mango
1/2 Orange
Wasser

Zubereitung:
Alle Zutaten in den Mixer geben, beginnen mit Brunnenkresse, Mangold und Wirsing. Solange mixen bis die gewünschte Konsistenz erreicht ist.

Kokos-Orangen-Heidelbeer-Smoothie

Zubereitungszeit: ca. 10 Minuten - 4 Portionen

Zutaten:

- 600 ml Orangensaft
- 2 Becher Kokos-Joghurt
- 600 g Heidelbeere
- 3 TL Honig

Zubereitung:

1. alle Zutaten in einen Mixer geben und auf der höchsten Stufe sehr fein pürieren.
2. Nun den Smoothie in Behälter umfüllen.
3. Dazu passen auch Eiswürfel. Servieren und genießen.

The Fire:

1 Kaki
1 Orange
3 kleine Tomate
1 Paprikaschote
1TL Meerrettich, frisch gerieben oder aus dem Glas
etwas Öl
n. B. frische Minze

Bei diesem Smoothie verwenden wir die ganzen Früchte, das einzige was wir bei allen entfernen, sind die Kerne und die Stilansätze. Daher alle Früchte gut mit kaltem Wasser abwaschen und zusammen in den Mixer geben. Nur die Orange wird hierbei ausgepresst. Der Meerrettich gibt deiner Mahlzeit eine interessante Würze und wirkt am besten, wenn du ihn, bevor du ihn in den Mixer gibst, mit dem etwas Öl vermischt.
Nun alles zusammen in einen Mixer geben und schön durch mixen! Nach Bedarf und Geschmack, etwas frische Minze hinzugeben.
Kakis sind sehr süße Früchte, daher kombiniere ich sie gerne mit dem Nicht-süßen Meerrettich, das macht das Ganze zu einem richtigen "Wakeup-Getränk".
Tipp: Anstatt der Tomaten kannst du auch fertig gekauften Tomatensaft verwenden.

GRÜNER JOGHURTSMOOTHIE

Zutaten:

- 400 g Naturjoghurt
- 200 ml Milch
- 200 ml Wasser
- Prise Zucker
- 10 g Petersilie
- 100 g Blattspinat
- 20 g Sonnenblumenkerne

Step by Step:

Sonnenblumenkerne in einer Pfanne ohne Fett kurz rösten.
Alle Zutaten außer Sonnenblumenkerne in den Mixer geben und gut durchmixen.
Vor dem Verzehr die Sonnenblumenkerne hinzugeben.

Durchschnittliche Nährwerte

	Pro Portion
Brennwert	341 kcal
Kohlenhydrate	31,9 g
Eiweiß	27,2 g
Fett	10,5 g

Urlaubsfeeling-Smoothie

Zutaten:

Für 2 Portionen

4	Äpfel
1	Mango
1	Banane
½	Zitrone
2 EL	Mandelmus
2 EL	Kokosmus
100ml	Kokosmilch
150ml	Wasser (still)
1 Prise	Zimt

Zubereitung:

Äpfel und Mango entkernen und in Stücke schneiden.

Banane schälen und ebenfalls in grobe Stücke schneiden. Die halbe Zitrone auspressen.

Alles zusammen in den Mixer geben und mixen.

Avocadokiss

Zutaten für 1-2 Portionen

- ☐ 1 Avocado
- ☐ 120g junger Spinat
- ☐ 180ml Alpro- Kokosmilch
- ☐ 1 reife Banane

Nährwerte:621 Kcal - 31g Kohlenhydrate – 8,7g Eiweiß - 13,2g Ballaststoffe - 49,5g Fett

„Spinat- Mandel- Smoothie"

Zutaten:
- 350g Spinat
- 350g Kirschen
- 80g Mandeln
- 5 Datteln
- 2 EL Kakao
- 360 ml Mandelmilch

Zubereitung:
Die Früchte und den Spinat waschen und anschließend alle Zutaten in den Mixer geben und pürieren.

Tipp: Da die Zutaten im besten Fall frisch sind ist es vom Vorteil den Smoothie gleich nach der Zubereitung zu trinken. Alternativ kann man ihn auch für kurze Zeit im Kühlschrank frisch halten.

Spinat Smoothie mit Apfel und Avocado

Zutaten
1 1/2 Becher Apfelsaft
2 Becher Grünkohl, gehackt (alternativ: Spinat)
Ein Apfel, mit Schale, gehackt
1/2 Avocado, gehackt

Zubereitung
Alle Zutaten in einem Mixer bis zur gewünschten Konsistenz mixen. Wasser hinzufügen – falls gewünscht. Bon Appetit!

Ananas-Bananen-Smoothie

Zutaten

½ Ananas, geschält
1 Banane, geschält
1 cm Ingwer
½ Kopfsalat
250 ml stilles Wasser

Zubereitung

Alle Zutaten in den Smoothie-Mixer geben und gut mixen.

Melonen-Smoothie

Zutaten

1 Honigmelone ohne Schale
½ Limette mit Schale
2 Zitronenmelissenblätter
1 EL brauner Zucker
50 ml Buttermilch

Zubereitung

Alle Zutaten in den Smoothie-Mixer geben und gut mixen.

Gemischter Salat Smoothie

3 Handvoll gemischter Baby-Salat (Spinat, Rucola und Mangold)
1 Apfel
1 Banane
1 Handvoll Weintrauben
1/4 Bio-Zitrone
1 kleines Stück Ingwer
2 Minzblätter
Wasser

Zubereitung:
Alle Zutaten in den Mixer geben, beginnend mit dem Blattgrün und gut mixen.

Orient Express:

1 kleine Ananas
400ml Kokosmilch
250ml Ananassaft, frisch
1 Prise Muskat

Als erstes die reife Ananas schälen und würfeln, verzichte auf das harte Stück in der Mitte der Frucht, dies kann nämlich bitter Stoffe enthalten. Anschließend gibst du die Ananasstücke zusammen mit der Kokosmilch und dem Saft in den Mixer und pürierst alles schön cremig.
Jetzt füllst du deinen Smoothie in Gläser um und stellst sie für min. 3 Stunden in den Kühlschrank.
Als Topping verwendest du nun eine Prise geriebene Muskatnuss und streust diese über deinen Smoothie.

SPINAT SMOOTHIE

Zutaten:

- 150 g Blattspinat
- 1 Banane
- 50 g Mango
- 200 ml Wasser
- Datteln nach Belieben

Step by Step:

Mango schälen und entkernen.
Alle Zutaten in den Mixer geben und gut durchmixen.

Durchschnittliche Nährwerte

	Pro Portion
Brennwert	181 kcal
Kohlenhydrate	39,4 g
Eiweiß	2,2 g
Fett	1,1 g

Kakao-Smoothie

Zutaten:

Für 2 Portionen

2	Bananen
2 EL	Kakao-Pulver
4 EL	Cashewmus
2 EL	Mandelmus
400ml	Mandelmilch

Zubereitung:

Banane schälen und in grobe Stücke schneiden.

Das Obst und die restlichen Zutaten beimischen und durch mixen.

„Pure Healthiness"

Zutaten:
- 125g Spinat
- 2 Äpfel
- 4 Kiwis
- 4 Blatt Salbei
- 1 winzig kleines Stück Ingwer
- 400 ml Wasser

Zubereitung:

Die Äpfel und den Spinat waschen. Danach die Kiwis schälen und ein kleines Stück Ingwer abschneiden.

Alle Zutaten in den Mixer geben und das Wasser beimischen. So einfach geht's!

Grüner Mango Melonen Wahnsinn Smoothie

Zutaten
2 Becher Spinat
2 Becher Kokosnusswasser
1 1/2 Becher gewürfelte Mango
1 1/2 Becher gewürfelte Melone

Zubereitung
Einfach mixen und genießen!

Avocado- Spinat Smoothie

2 Handvoll Spinat
1 Handvoll Feldsalat
1 Apfel
1/2 Avocado (ohne Kern)
Zitronenstück (ca. 1/8 einer Bio-Zitrone mit Schale)
Wasser

Zubereitung:
Beginnend mit dem Blattgrün alle Zutaten in den Mixer geben und bei hoher Drehzahl gut mixen.

Kiwi-Beeren Punch

Zutaten
2 Becher Spinat
2 Becher Wasser
Ein Becher Blaubeeren
Ein Becher gemischte Beeren
Eine Banane
Eine Kiwi
1/2 Avocado

Zubereitung
Alles zusammenmixen und genießen!

Bananenmilch

Für eine Portionen
1 Banane
Mark einer halben Vanilleschote
150 ml gefrorene Mandl-, Hafer- oder Kokosmilch (am besten als Eiswürfel)
50 ml kalte Mandl-, Hafer- oder Kokosmilch

Zubereitung:
Alle Zutaten in den Mixbehälter geben und bei mittlerer Drehzahl mixen
Diese Variante ist Naturbelassen und kann nach Belieben mit ein bis zwei Datteln nachgesüßt werden.
Bei dieser Variante die gefrorene Pflanzenmilch erst zum Schluss hinzugeben und mixen.

Grüner Glücksdrink

Ergibt 2 Portionen
Pro Portion: ca. 65 Kalorien
Zubereitungszeit: ca. 8 Minuten

Zutaten:
1 Handvoll Mangold
10 Minzblätter
½ Avocado
1 Apfel
2- 3 Esslöffel Zitronensaft
100 ml Wasser
Etwas Honig nach Belieben
Einige Eiswürfel (nach Belieben)

Zubereitung:

1. Waschen Sie Obst und Gemüse, schälen Sie die Avocado und schneiden Sie alles grob in Stücke. Waschen Sie den Mangold und die Minze und schütteln Sie alles trocken.
2. Geben Sie alle Zutaten in den Mixer.
3. Zerkleinern Sie alles 30 Sekunden auf mittlerer Stufe, dann 1 Minute auf höchster Stufe.
4. Nach Belieben können Sie nun weitere Flüssigkeit angießen, bis die gewünscht Konsistenz erreicht ist.
5. Den Smoothie in ein Glas gießen und nach Belieben

Eiswürfel oder Crushed Ice zugeben.

Und das macht diesen Smoothie so gesund:
- Fördert die Konzentration
- Schützt Nerven- und Gehirnzellen und hilft ihnen dabei, sich zu regenerieren
- Wirkt stimmungsaufhellend und mild anregend

Orangen - Aprikosen - Walnuss Smoothie

Zutaten für 1 Glas:

-

100ml Orangensaft (kein Konzentrat)

-

6 Eiswürfel

-

2 Aprikosen

-

1 Handvoll Walnüsse

-

1 TL Sesamöl

Zubereitung:

Die Aprikosen abwaschen, entkernen und in kleine Stücke schneiden.

Alle Zutaten in den Mixer oder Smoothie Maker geben und mixen.

Anschließend den Smoothie in ein Glas abfüllen und genießen.

Feldsalat Obst Smoothie

Zubereitungszeit	10 Minuten
Geeignet für	2 Portionen

Zutaten:
- 175 g Feldsalat
- 2 Bananen, reif
- 350 ml Orangensaft
- ½ Zitrone
- 1 TL Chiasamen
- 1 TL Kokosöl
- 2 EL Agavendicksaft

Zubereitung:
1. Den Feldsalat gründlich waschen, die Banane schälen und den Saft einer halben Zitrone mit den restlichen Zutaten im Mixer pürieren.

Brombeer-Himbeer-Smoothie

Die tiefviolette Farbe dieses Smoothies ist prachtvoll.

Zutaten (1 Portion)
240g Brombeeren
120g Himbeeren
120g einfacher fettarmer Joghurt
60ml Milch
1 Teelöffel Honig (optional)

Wie wird's gemacht?
Alle Zutaten in einen Mixer geben. 1 Minute lang mischen, bis alles glatt ist. In ein Glas geben und sofort servieren.

Grüner Bananen-Kiwi-Smoothie mit Radieschengrün

Zutaten

70 g	Radieschengrün (1 Bund)
1	Banane, reif
1	Kiwi, reif
160 ml	Orangensaft
1,5 EL	Zitronensaft, frisch gepresst
60 ml	Mineralwasser, stilles oder Leitungswasser
1,5 TL	Öl (Leinöl)

Arbeitszeit: ca. 11 Min.
Zubereitungszeit: ca. 6 Min.
Schwierigkeitsgrad: simpel
Kalorien p. P.: keine Angabe

Zubereitung
Radieschengrün abwaschen, trocken schütteln. Banane und Kiwi abschälen und zerschneiden, mit Zitronensaft pürieren.
Radieschengrün zerhacken, in den Mixer geben, pürieren. Wasser, Orangensaft und Leinöl zugeben, mixen.

Der leicht Verdauliche

Dauer: 4 Minuten

Zutaten:
- 1 Tasse gewürfelte Honigmelone
- 1 Halbe Gurke
- ½ Becher einfachen Joghurt
- ½ Tasse Eiswürfel
- 1 TL frisch geriebener Ingwer
- 1 EL Limettensaft

Zubereitung:

Die Honigmelone und Gurke in kleine Würfel schneiden und gut durchpürieren. Danach den Joghurt und die Eiswürfel hinzugeben. Den Ingwer schälen und in den Smoothie einreiben. Zum Schluss den Esslöffel Limettensaft oder einen Spritzer gepresste Zitrone einfügen. Gut mischen und genießen.

Wirkung:

Wer unter Darmbeschwerden leidet, hat wahrscheinlich mal vom Ingwer und seinen heilenden Eigenschaften gehört. Er reinigt den Darm und entgiftet ihn zugleich.

Die Gurke spielt dabei auch eine entscheidende Rolle. Sie sind ein sehr guter Wasser- und Vitaminspender. Bei heißen Sommertagen gelten sie zusätzlich als Körperkühlend. Da Gurken hauptsächlich aus Ballsststoffen und Wasser bestehen, sind sie optimal für eine gute Verdauung geeignet.

Karotten – Ananas – Bananen - Smoothie

Zutaten für 1 Portion:

1 ½ Tassen Babykarotten, geschnitten
1 Tasse frische Ananasstücke
¼ Tasse Orangensaft
½ Banane, geschält und geschnitten
1 Tasse Wasser

Zubereitung:

Alle Zutaten zusammen in den Mixer geben und mixen, bis alles sehr gut verbunden ist.

Gojibeeren Traum

Zutaten für 1 Person (145 kcal)

- 1 Banane (geschält)
- 1 Tasse Wasser
- 2 EL Sonnenblumenkernen
- 2 EL Goji Beeren

Alle aufgelisteten Zutaten in den Mixer oder Smoothie Maker geben und zu einem cremigen Saft mixen. Nachdem mixen, wenn möglich sofort genießen.

Gojibeeren Traum

Zutaten für 1 Person (145 kcal)

- 1 Banane (geschält)
- 1 Tasse Wasser
- 2 EL Sonnenblumenkernen
- 2 EL Goji Beeren

Alle aufgelisteten Zutaten als erstes in den Mixer oder Smoothie Maker geben und zu einem cremigen Saft mixen. Nach dem Mixen wenn möglich sofort genießen.

Süße Träume

Ergibt 2 Portionen
Pro Portion: ca. 125 Kalorien
Zubereitungszeit: ca. 7 Minuten

Zutaten:
100 g tropische Fruchtmischung (TK)
2 Aprikosen
1 Apfel
1 Esslöffel gemahlene Haselnüsse
½ Vanilleschote
1 Prise Zimt
150 ml Mandelmilch
Einige Eiswürfel nach Belieben

Zubereitung:

1. Waschen Sie das Obst und schneiden Sie es grob in Stücke.
2. Geben Sie alle Zutaten in den Mixer.
3. Zerkleinern Sie alles 30 Sekunden auf mittlerer Stufe, dann 1 Minute auf höchster Stufe.
4. Nach Belieben können Sie nun weitere Mandelmilch angießen, bis die gewünscht Konsistenz erreicht ist.
5. In ein Glas füllen und nach Belieben Eiswürfel oder Crushed Ice hinzugeben.

Und das macht diesen Smoothie so gesund:
- Stärkt die Nerven und wirkt harmonisierend
- Beruhigend
- Sorgt für gute Laune
- Schützt Nervenzellen und unterstützt die Bildung von Botenstoffen im Gehirn

Radieschen - Bananen Smoothie

Zutaten für 1 Glas:

-

30g Radieschen Blätter, 1 Radieschen

-

1 Banane

-

1 TL Limettensaft

-

1 TL Sesamöl

-

50ml Apfelsaft naturtrüb (kein Konzentrat verwenden)

Zubereitung:

Die Radieschen Blätter und das Radieschen gründlich waschen.
Die Banane schälen und in grobe Stücke schneiden.
Alle Zutaten in einen Smoothie-Maker oder Mixer geben und mixen.
Anschließend den Smoothie in ein Glas abfüllen und genießen.

Avocado Gurken Kokossmoothie

Zubereitungszeit	10 Minuten
Geeignet für	2 Portionen

Zutaten:
- 375ml Kokosmilch
- 1 Avocado
- 2 Kiwis
- 2 Birnen
- Ca. 5 cm Gurke
- 1 Prise Kurkuma

Zubereitung:
1. Die Avocado entkernen, die Gurke und die Birnen waschen.
2. Fruchtfleisch der Avocado und der Kiwi in den Mixer geben.
3. Birne klein schneiden und alles im Mixer pürieren.

Karibiksmoothie

Wie der Name schon sagt, hat dieser Smoothie einen karibischen Geschmack. Er wird deine morgendliche Routine aufleben lassen.

Zutaten (1 Portion)
Fruchtfleisch und Saft einer Passionsfrucht (bei Bedarf durchsieben)
1 ½ Mangos, geschält und in Würfel geschnitten
240ml Ananassaft
1 Banane, geschält und geviertelt
2 Paranüsse

Wie wird's gemacht?
Alle Zutaten in einen Mixer geben und 1 Minute lang mischen. In ein Glas geben und sofort servieren. Auf Wunsch mit einem Stück frischer Ananas garnieren.

Beeren – Smoothie

Zutaten

50 g	Heidelbeeren
90 g	Himbeeren
1,5 TL	Honig
240 g	Naturjoghurt

Arbeitszeit: ca. 11 Min.
Zubereitungszeit: ca. 6 Min.
Schwierigkeitsgrad: simpel
Kalorien p. P.: keine Angabe

Zubereitung
Blaubeeren pürieren.
Himbeeren, Honig und Joghurt hinzugeben, pürieren.

Wassermelone-Traube

Dauer: 5 Minuten

Zutaten:
- 1 kleine Wassermelone
- ½ Tasse Trauben
- 100 ml Wasser oder grüner Tee
- frischer Babyspinat (2 Hände voll)

Zubereitung:

Den Spinat wascht Ihr gründlich mit kaltem Wasser ab. Die Wassermelone halbiert ihr und schneidet das Fruchtfleisch samt den Kernen raus. Zuletzt wird alles in den Mixer geworfen.

Wirkung:

Die Wassermelone hat von Haus aus viel Wasser und hilft dem Körper Schadstoffe auszuleiten. Dies wird durch den Spinat zusätzlich begünstigt. Er enthält sehr wichtige Vitamine und Beta Carotine, die bekanntermaßen unsere Augen schützen.
Der Effekt der Trauben lässt sich hier gut einbinden. Denn sie wirken gegen Nierenkrankheiten und helfen durch den natürlichen Traubenzuckergehalt gegen Müdigkeit.

Heidelbeer – Mango - Orangen - Smoothie

Zutaten für 2 Portionen:

1 Mango, geschält und grob gewürfelt
250g Heidelbeeren, gefroren
1 Glas Apfelsaft
1 Orange, geschält und geschnitten
2 Stängel Minze, optional

Zubereitung:

Alle Zutaten in den Mixer geben und glatt mixen.

Apfel Leinsamen Zimt Smoothie

Zutaten für 1 Person (265 kcal)

- 230 ml 100% Kokoswasser
- 5 Mandeln
- 1 TL Vanille-Extrakt
- 1 TL Zimt
- 1 Apfel (entkernt)
- 1 El Leinsamen
- 1/2 EL Protein Pulver (z.B . Schoko)

Alle aufgelisteten Zutaten in den Mixer oder Smoothie Maker geben und zu einem cremigen Saft mixen. Nach dem Mixen wenn möglich sofort genießen.

Grüner Schokoladen-Pfirsich Smoothie

Zutaten
Ein Pfirsich, entkernt
Ein Becher frische Ananas
2 Becher roher Baby Spinat
1/2 Becher gefrorene Blaubeeren
Ein Esslöffel Kakaopulver
250ml Mandelmilch

Zubereitung
Beginnend mit der Flüssigkeit, alle Zutaten im Mixer auf hoher Geschwindigkeit für 30 Sekunden mixen.

Porridge

Für eine Portion
1 kleiner Apfel
75 g grüne Weintrauben
ca. 50-75 g Haferflocken
2 EL Pflaumenmus
1-2 EL geschälte Walnüsse
150 ml Mandl-, Hafer- oder Kokosmilch
1 TL Zimt

Zubereitung:
Alle Zutaten außer den Nüssen mixen. Anschließend die Nüssen in einer Schüssel oder Glas unterrühren und mit Zimt bestreuen.
Wer seinen Frühstücks-Smoothie etwas bissfester haben möchte kann ein Teil der Weintrauben und Äpfel mit den Nüssen unterrühren.

Fit Mix

Ergibt 2 Portionen
Pro Portion: ca. 85 Kalorien
Zubereitungszeit: ca. 7 Minuten

Zutaten:
1 Handvoll Blattspinat
2 Orangen
½ Zucchini
½ Gurke
1 Teelöffel Leinsamen
1 Esslöffel Hanfsamen
Etwas Honig nach Belieben
Einige Eiswürfel nach Belieben

Zubereitung:

1. Waschen Sie den Spinat und schütteln Sie ihn trocken. Schälen Sie die Orangen. Waschen Sie das übrige Gemüse und schneiden Sie es grob in Stücke.
2. Geben Sie alle Zutaten in den Mixer.
3. Zerkleinern Sie alles 25 Sekunden auf niedriger Stufe, dann 1 Minute auf höchster Stufe.
4. Nach Belieben können Sie nun etwas Wasser angießen, bis die gewünscht Konsistenz erreicht ist.
5. In ein Glas füllen und nach Belieben Eiswürfel oder Crushed Ice hinzugeben.

Und das macht diesen Smoothie so gesund:
- Fördert die Konzentration
- Stärkt die Nerven
- Schützt Nervenzellen und unterstützt die Bildung von Botenstoffen im Gehirn

Grüner Mus Smoothie

Zubereitungszeit	10 Minuten
Geeignet für	2 Portionen

Zutaten:
- 100 g Blattspinat, frisch
- 125 g Feldsalat
- 1 Apfel
- 1 Mango
- ½ TL Zimt
- 75 g Apfelmus
- 1 Spritzer Zitronensaft
- 375 ml Wasser

Zubereitung:
1. Salate gründlich waschen, die Stängel vom Blattspinat entfernen.
2. Fruchtfleisch der Mango herausnehmen, Apfel klein schneiden und alles zusammen fein pürieren.

Litschi-, Himbeer- und Rosenwasserbrause

Der zarte Duft von Rosenwasser verleiht der ungewöhnlichen Kombination aus Litschi und Himbeere eine noch exotischere Note.

Zutaten (1 Portion)
480g geschälte und entsteinte Litschis
240g Himbeeren
1 Teelöffel Rosenwasser
120ml Selterswasser

Wie wird's gemacht?

Die Litschis und Himbeeren durch einen Entsafter geben. Das Rosenwasser unterrühren. In ein Glas gießen, mit Selterswasser auffüllen und sofort servieren.

Gelber Kurkuma - Mango Smoothie

Zutaten

0,5	Ananas
1 Stück	**Kurkuma**
1,5	Mango
1,5 TL	**Kokosöl**
0,5 TL	**Zimt**
0,3 TL	Ingwer
310 ml	**Mandelmilch**
0,3 TL	Vanilleextrakt

Arbeitszeit: ca. 11 Min.
Zubereitungszeit: ca. 6 Min.
Schwierigkeitsgrad: simpel
Kalorien p. P.: keine Angabe

Zubereitung
Ananas zerschneiden.
Kurkumawurzel abschälen, dann reiben, Haushaltshandschuhe tragen.
Mango abschälen, Fruchtfleisch zerschneiden.
Kokosöl, Zimt, Ingwer, Mango, Banane, Mandelmilch und Vanille-Extrakt pürieren, Kurkuma zugeben, dann den Mixer noch zweimal für ca. 21 Sekunden betätigen.

Morning Power

Dauer: 4 Minuten

Zutaten:
- 2 Birnen
- 1 Banane
- 4 Karotten
- 4 EL Hanfsamen
- 250 ml Wasser

Zubereitung:

Wascht und schält das Gemüse. Entsaftet Birnen und Karotten. Gebt nun Banane und Hanfsamen hinzu. Zuletzt püriert ihr alles mit dem Wasser gut durch.

Wirkung:

Diese Smoothie gibt Dir einen guten Start in den Tag. Er beugt diverse Krankheiten vor und verlangsamt den natürlichen Alterungsprozess im Körper. "Morning Power" ist reich an Nähr- und Vitalstoffen und versorgt uns mit essentiellen Mineralstoffen, Vitaminen und Fetten.

Kohl - Bananen – Ananas - Smoothie

Zutaten für 2 Portionen:

¾ Tasse Mandelmilch
2 Bananen, mittelgroß, wenn möglich gefroren
2 Tassen frische Ananasstücke
2 gehäufte Tassen Grünkohl, geputzt

Zubereitung:

Alle Zutaten in den Mixer geben und ca. 3 Minuten auf höchster Stufe pürieren. Reste an den Mixerrändern nach unten kratzen und nochmals mit pürieren. Wenn nötig, noch etwas Mandelmilch zugeben.

Detox Smoothie

Zutaten für 1 Person (270 kcal)
- 2 EL frisch gepresster Orangensaft
- 1 Tl Spirulina
- 2 TL gehackter Ingwer
- 1 Birne
- 1 Apfel
- 1 Rote Beete
- 1 Karotte
- Eiswürfel nach bedarf

Alle aufgelisteten Zutaten in den Mixer oder Smoothie Maker geben und zu einem cremigen Saft mixen. Nachdem mixen, wenn möglich sofort genießen.

Leckerer Herbst

Zutaten für 1 Person (320 kcal)

- 2 reife Birnen (entkernt)
- 1 Spritzer Zitrone
- 1-2 Handvoll Feldsalat oder 1 Handvoll Giersch
- ½ Avocado (entsteint und geschält)
- Wasser nach Bedarf

Alle aufgelisteten Zutaten in den Mixer oder Smoothie Maker geben und zu einem cremigen Saft mixen. Nach dem Mixen wenn möglich sofort genießen.

Grüner Kirschschokoladen Smoothie

Zutaten

10 Erdbeeren
Ein Becher Kirschen, entkernt
1/4 Avocados(ohne Schale, entkernt)
1 1/2 Becher Beete, gepellt
1/2 Teelöffel Rotalge Flocken (optional)
Ein Esslöffel Kakaopuder
3 Becher frischer Baby Spinat
250ml ungesüßte Kokosnussmilch

Zubereitung

Beginnend mit der Flüssigkeit, alle Zutaten im Mixer auf hoher Geschwindigkeit für 30 Sekunden mixen.

Ananas-Mango Smoothie

Für zwei Portionen
ca. 200 g Ananas
1 Banane
halbe Mango
100 ml Kokosmilch
ca. 4 Eiswürfel

Zubereitung:
Die Früchte grob zerkleinern und mit der Kokosmilch, den Eiswürfel gut Mixen.

Happy Day

Ergibt 2 Portionen
Pro Portion: ca. 180 Kalorien
Zubereitungszeit: ca. 7 Minuten

Zutaten:
180 g Sauerkirschen (TK)
1 Apfel
2 Esslöffel Haferkleieflocken
2 Teelöffel Leinsamen
2 getrocknete Feigen
Etwas Honig nach Belieben
100 ml Magermilchjoghurt

Zubereitung:

1. Waschen Sie den Apfel und schneiden Sie den Apfel grob in Stücke.
2. Geben Sie alle Zutaten in den Mixer.
3. Zerkleinern Sie alles 2 Minute auf höchster Stufe.
4. Nach Belieben können Sie nun weitere Flüssigkeit angießen, bis die gewünscht Konsistenz erreicht ist.

Und das macht diesen Smoothie so gesund:
- Schützt Nervenzellen
- Unterstützt die Bildung von Botenstoffen im Gehirn
- Wirkt stimmungsaufhellend

- Harmonisiert

Smoothie auf Joghurtbasis

Zubereitungszeit	5 Minuten
Geeignet für	2 Portionen

Zutaten:
- 1 Banane
- 120 g Erdbeeren
- 275 ml Naturjoghurt
- 150 ml Mandelmilch
- 1 Prise Kardamom
- 1 Spritzer Zitronensaft

Zubereitung:
1. Bananen schälen und das Grün der Erdbeeren entfernen.
2. Alle Zutaten cremig im Mixer pürieren.

Wassermelonen- und Erdbeersaft

Probiere diesen Saft im Sommer, wenn beide Früchte auf dem Höhepunkt ihrer Reife und Süße sind.

Zutaten (1 Portion)
480g geschälte und gehackte Wassermelone
240g Erdbeeren, entstielt
Wie wird's gemacht?
Die Wassermelone und die Erdbeeren durch einen Entsafter geben. In ein Glas geben und sofort servieren.

31. Pfirsich – Gurken - Spinat-Smoothie

Zutaten

130 g	**Blattspinat, frisch**
310 g	**Pfirsiche**
180 g	**Salatgurke**
110 ml	**Mineralwasser, still**
2,5 EL	**Zitronensaft, frisch gepresst**
etwas	**Vanille, gemahlene echte**

Arbeitszeit: ca. 11 Min.
Zubereitungszeit: ca. 6 Min.
Schwierigkeitsgrad: simpel
Kalorien p. P.: keine Angabe

Zubereitung
Obst und Gemüse abwaschen, kleinschneiden, dann pürieren.

Bananen-Mango-Smoothie

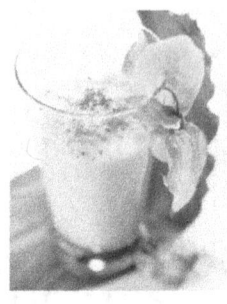

Zutaten:
- ½ Banane
- ½ Mango
- 100 ml gesüßte Mandelmilch
- 1 Schuss Orangensaft
- 3 EL Naturjoghurt

Trauben Smoothie
Zutaten für 1 Person (354 kcal)
- 450 ml Wasser
- 1 handvoll Giersch
- 1 handvoll Spitzwegerich
- 300 g Trauben
- 1 Banane (geschält)

Alle aufgelisteten Zutaten in den Mixer oder Smoothie Maker geben und zu einem cremigen Saft mixen. Nachdem mixen, wenn möglich sofort genießen.

Birnen Traum

Zutaten für 1 Person (177 kcal)

- 1 reife Birne (entkernt)
- 1/2 Handvoll Spinat
- 300 ml Mandelmilch
- 1 EL geschälte Hanfsamen
- 1 TL Vanillepulver

Alle aufgelisteten Zutaten in den Mixer oder Smoothie Maker geben und zu einem cremigen Saft mixen. Nach dem Mixen wenn möglich sofort genießen.

Mango Koriander Smoothie

Zutaten
Ein Becher gefrorene Mango Stücke
Ein Becher Gurke, gewürfelt
1/2 Becher Kokosnusswasser (Je nach Geschmack mehr oder weniger)
2 Esslöffel Koriander, gehackt
Ein Teelöffel frischer Ingwer
Ein Teelöffel Agave
Der Saft einer halben Limette
Ein wenig Salz

Zubereitung
Alle Zutaten gut zusammenmixen und genießen! Mit einem Stück Gurke servieren.

Sour Cherry Smoothie

ca. 65 Kalorien, Zubereitungszeit: ca. 5 Minuten

Der Effekt:
- Sättigt extra-lange
- Neutralisiert freie Radikale
- Entgiftet und wirkt gegen Hautunreinheiten
- Aktiviert das Immunsystem

Zutaten:
200 g Sauerkirschen
1 Birne
¼ Gurke
1 Esslöffel Chia-Samen
2 Esslöffel getrocknete Goji-Beeren
Etwas Wasser
Einige Eiswürfel nach Belieben

Zubereitung:
1. Waschen Sie Obst und Gemüse und schneiden Sie es grob in Stücke. Die Chia-Samen in 50ml Wasser mindestens 10 – 15 Minuten quellen lassen (am besten über Nacht).
2. Geben Sie die festen Zutaten in den Mixer.
3. Fügen Sie etwas Flüssigkeit hinzu und mixen Sie alles.
4. Nach und nach können Sie nun so viel Flüssigkeit

angießen, bis die gewünscht Konsistenz erreicht ist.
5. Nach Belieben Eiswürfel hinzugeben.

Was ist das Besondere an diesem Smoothie?

- Sauerkirschen enthalten viel Vitamin C, das Immunsystem und Fettstoffwechsel anregt. Sie sind reich an Salizylsäure, die entzündungshemmend und schmerzstillend wirkt. Ihre Pflanzenfarbstoffe schützen die Zellen und regen den Sauerstofftransport an. Der Effekt: Man fühlt sich wach und fit!
- Goji-Beeren sind besonders reich an Antioxidantien. Zudem regen die Goji-Beeren die Verdauung an, wirken sanft entgiftend und immunaktivierend.

- Die Gurke ist sehr kalorienarm, aber reich an Zink. Das wiederum schützt effektiv vor Heißhunger und sorgt für gesunde Zellen.
- Birnen enthalten rund 300 bioaktive Stoffe. Sie schützen Herz und Blutgefäße. Die Ballaststoffe sättigen, die sekundären Pflanzenstoffe neutralisieren freie Radikale.
- Chia stoppt Entzündungsprozesse. Die Ballaststoffe reinigen den Darm und entgiften. Die Samen halten sehr lange satt. Zink wirkt gegen Heißhunger, Hautunreinheiten und pusht das Immunsystem. Das in den Samen enthaltene Omega-3-Öl unterstützt die Vitaminaufnahme aus den Früchten.

Brombeeren Hafer Smoothie

Zubereitungszeit	5 Minuten
Geeignet für	2 Portionen

Zutaten:
- 120 g Brombeeren
- 35 g Haferflocken
- 80 ml roter Traubensaft
- 1 EL Zitronensaft
- 1 Prise Zimt

Zubereitung:
1. Brombeeren unter fließendem Wasser abspülen.
2. Alle Zutaten miteinander pürieren und vor dem Verzehr kalt stellen.

Verdauungs-Smoothie

Dieser ballaststoffreiche Smoothie unterstützt dein Verdauungssystem und schmeckt neben seinen gesundheitlichen Vorteilen auch hervorragend.

Zutaten (1 Portion)
1 Banane, geschält und geviertelt
5 Pflaumen, entsteint
60ml Orangensaft
240g einfacher fettarmer Joghurt

Wie wird's gemacht?
Alle Zutaten in einen Mixer geben und 1 Minute lang mischen. In ein Glas oder eine Tasse geben und sofort servieren.

Wassermelonen – Smoothie

Zutaten

610 g	Wassermelone, gestückelt, ohne Kerne
260 ml	Milch
130 g	Joghurt
1,5 EL	Puderzucker
2 Kugeln	Eis

Arbeitszeit: ca. 11 Min.
Zubereitungszeit: ca. 6 Min.
Schwierigkeitsgrad: simpel
Kalorien p. P.: keine Angabe

Zubereitung

Melone, Joghurt, Milch und Zucker pürieren. Eiscreme hinzugeben und mixen.

Würziger Herbst

Zutaten für 1 Person (100 kcal)
- 3 Tomaten
- ½ Salatgurke
- 2 Handvoll Spinat oder 1 gute Handvoll Vogelmiere
- 1 Prise Pfeffer
- 1 Prise Salz
- Wasser nach Bedarf

Alle aufgelisteten Zutaten in den Mixer oder Smoothie Maker geben und zu einem cremigen Saft mixen. Nachdem mixen, wenn möglich sofort genießen.

Low Carb Smoothie

Zutaten für 1 Person (163 kcal)

- 1 Tasse kaltes Wasser
- 1 Messlöffel Proteinpulver
- 1 Tasse gefrorene Gemischte Beeren
- 1/4 Tasse fettarmer Hüttenkäse
- 1 Päckchen Splenda (Zuckeraustauschstoff)

Alle aufgelisteten Zutaten zunächst in den Mixer oder Smoothie Maker geben und zu einem cremigen Saft mixen. Nach dem Mixen wenn möglich sofort genießen.

Kirsch Kokos Smoothie

Zubereitungszeit	5 Minuten
Geeignet für	2 Portionen

Zutaten:
- 200 g Kirschen, entsteint
- 200 g Kokosjoghurt
- 150 ml Orangensaft
- 1 EL Agavendicksaft
- 1 Msp. Kardamom

Zubereitung:
1. Zunächst die Kirschen mit dem Joghurt vermengen und cremig mixen.

2. Dann die restlichen Zutaten hinzugeben und pürieren.

Preiselbeer-, Apfel- und Orangensaft

Der säuerliche Geschmack von Preiselbeeren ist sehr erfrischend und macht diesen Saft zu einem echten Durstlöscher.

Zutaten (1 Portion)
180g Preiselbeeren
2 Äpfel
2 Orangen, geschält

Wie wird's gemacht?
Alle Zutaten in einen Entsafter geben. In ein Glas geben und sofort servieren.

Salat-Vitamin-Smoothie

Zutaten

75 g	Feldsalat
3 Stängel	Basilikum
1	Banane
1	Kiwi
310 ml	Orangensaft, frisch gepresster
1/2 EL	Zitronensaft, frisch gepresster
1 EL	Öl
1 Prise	Salz
1 Stück	Ingwer, halsnussgroßes

Zubereitung
Arbeitszeit: ca. 11 Min.
Zubereitungszeit: ca. 8 Min.
Schwierigkeitsgrad: simpel
Kalorien p. P.: keine Angabe

Zubereitung

Den Salat und das Basilikum gut waschen.
Die Banane, die Kiwi und den Ingwer klein zerschneiden.
Zusammen mit den Säften alles in den Mixer geben und zerkleinern.

Anschließend Öl und Salz hinzugeben und nochmals kurz durchmixen.

Birnen Traum

Zutaten für 1 Person (177 kcal)

- 1 reife Birne (entkernt)
- 1/2 Handvoll Spinat
- 300 ml Mandelmilch
- 1 EL geschälte Hanfsamen
- 1 TL Vanillepulver

Alle aufgelisteten Zutaten in den Mixer oder Smoothie Maker geben und zu einem cremigen Saft mixen. Nachdem mixen, wenn möglich sofort genießen.

Gurken Kiwi Smoothie

Zutaten für 1 Person (184 kcal)

- 100 ml Wasser
- 1 Kiwi
- 1 Grüner Apfel
- 1/2 Salatgurke
- 85 g grüne kernlose Trauben
- 1 Kästchen Kresse
- 1/2 Bund Minze

Alle aufgelisteten Zutaten in den Mixer oder Smoothie Maker geben und zu einem cremigen Saft mixen. Nach dem Mixen möglichst sofort genießen.

Frühstücks Sellerie Smoothie

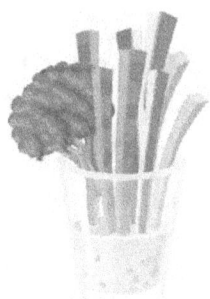

Zubereitungszeit	10 Minuten
Geeignet für	2 Portionen

Zutaten:
- 175 g Sellerieblätter
- 1 Banane
- 1 Apfel
- 1 cm Ingwer
- 275 ml Hafermilch
- 1 Prise Chili

Zubereitung:
1. Die Sellerieblätter gründlich waschen.
2. Banane und Apfel schälen und klein schneiden.
3. Alles zusammen im Mixer fein pürieren.

Schokoladen-Marshmallow-Wolkenshake

Ein samtiger, vollmundiger Schokoladen-Shake mit weichen Marshmallow-Blasen – ein wohltuender Genuss für Kinder.

Zutaten (1 Portion)
300ml Schokoladeneiscreme
2 Esslöffel Milch
1 Esslöffel Schokosauce
60g Mini Marshmallows

Wie wird's gemacht?
Das Schokoladeneis und die Milch in einen Mixer geben und zerkleinern. In eine Schüssel gießen und die Schokoladensauce und Marshmallows unterrühren. In ein Glas geben und sofort servieren.

Kohlrabi-Smoothie mit Grapefruit und Banane

Zutaten

7 große	**Kohlrabi-Blätter**
1,5	Grapefruit
1	Banane
	Wasser

Arbeitszeit: ca. 11 Min.
Zubereitungszeit: ca. 6 Min.
Schwierigkeitsgrad: simpel
Kalorien p. P.: keine Angabe

Zubereitung
Grapefruit abschälen und in vier Stücke zerschneiden. Banane abschälen und durchschneiden. Die Kohlrabi-Blätter abschneiden.
Alles in einen Mixer füllen, mit Wasser bis zur 1-Liter-Marke befüllen. 2,5 Minuten auf höchster Stufe pürieren.

Würziger Mandarinen Smoothie

Zutaten für 1 Person (438 kcal)

- Saft von vier Mandarinen
- 1 Banane (geschält)
- 1 cm Ingwerwurzel (geschält)
- 1 Messerspitze Kardamom
- 1/2 TL Vanille Pulver
- 1 Handvoll Spinat
- 1 EL Mandelmus
- 150 ml Wasser

Alle aufgelisteten Zutaten in den Mixer oder Smoothie Maker geben und zu einem cremigen Saft mixen. Nachdem mixen, wenn möglich sofort genießen.

Grüner Klassiker

Zutaten für 1 Person (65 kcal)

- 1 Apfel (entkernt)
- 1 große Handvoll Feldsalat
- Wasser nach bedarf
- etwas Zimt

Alle aufgelisteten Zutaten in den Mixer oder Smoothie Maker geben und zu einem cremigen Saft mixen. Nachdem mixen, wenn möglich sofort genießen.

Bananen Hafer Smoothie

Zubereitungszeit	10 Minuten
Geeignet für	2 Portionen

Zutaten:
- 60 g Haferflocken
- 1 Handvoll Mandeln
- 2 Bananen
- 270 g Naturjoghurt
- 200 ml Hafermilch
- ½ TL Zimt

Zubereitung:
1. Bananen schälen und in Scheiben schneiden.
2. Restlichen Zutaten mit den Bananen vermengen um im Mixer cremig durchmixen.

Bananen-Milchshake

Dieser Milchshake, mit dem wir alle aufgewachsen sind, verliert nie seinen Charme.

Zutaten (1 Portion)
1 Banane, geschält und geviertelt
300ml Vanilleeiscreme
2 Esslöffel Milch
Wie wird's gemacht?
Alle Zutaten in einen Mixer geben und 1 Minute lang mischen. In ein Glas geben und sofort servieren.

Vitamin Smoothie

Zutaten

1,5	Karotte
1,5	Apfel
2 Stücke	Ingwerwurzel
1,5	**Orange, Saft**
1	**Zitrone, Saft**

Arbeitszeit: ca. 11 Min.
Zubereitungszeit: ca. 6 Min.
Ruhezeit: ca. 11 Min.
Schwierigkeitsgrad: simpel
Kalorien p. P.: ca. 189 kcal

Zubereitung
Ingwer abschälen, Karotte und den Apfel spülen, alles kleinschneiden, Orangensaft und Zitronensaft zugeben, dann pürieren.

Hafer Beeren Traum

Zutaten für 1 Person (301 kcal)

- 200 g Beeren mix
- 2 EL Haferflocken
- 20g Honig
- etwas Vanille
- 100 ml Hafermilch (erwärmt)

Alle aufgelisteten Zutaten in den Mixer oder Smoothie Maker geben und zu einem cremigen Saft mixen. Nachdem mixen, wenn möglich sofort genießen.

Erdbeer Spinat Smoothie

Zutaten für 1 Person (387 kcal)

- 300 ml Sojadrink
- 2 Datteln (entsteint)
- 1 TL Kokosmus
- 1 handvoll Babyspinat
- 1 handvoll Erdbeeren
- 1 handvoll Cashewkerne
- 3 Eiswürfel

Alle aufgelisteten Zutaten in den Mixer oder Smoothie Maker geben, zu einem cremigen Saft mixen. Nach dem Mixen wenn möglich sofort genießen.

Spinat Rucola Smoothie

Zubereitungszeit	10 Minuten
Geeignet für	2 Portionen

Zutaten:
- 80 g Rucola
- 110 g Blattspinat, frisch
- 20 g Weintrauben, kernlos
- 2 Bananen
- 300 ml Wasser
- 1 Prise Chili
- 1 Spritzer Zitronensaft

Zubereitung:
1. Den Salat und die Weintrauben gründlich waschen, grobe Stängel vom Spinat entfernen.
2. Die Banane klein schneiden und alles im Mixer fein pürieren.

Wassermelonen- und Erdbeermilchshake

Milchshakes werden manchmal als etwas gesehen, das nur Kindern vorbehalten ist, aber dieser leichte und wohlriechende Shake wird auch von Erwachsenen geschätzt.

Zutaten (1 Portion)
120g geschälte Wassermelonenstücke
240g Erdbeeren, entstielt
240ml Vanilleeiscreme
2 Esslöffel Milch

Wie wird's gemacht?
Alle Zutaten in einen Mixer geben und 1 Minute lang mischen. In ein Glas geben und sofort servieren.

Würziger Mandarinen Smoothie

Zutaten für 1 Person (438 kcal)

- Saft von vier Mandarinen
- 1 Banane (geschält)
- 1 cm Ingwerwurzel (geschält)
- 1 Messerspitze Kardamom
- 1/2 TL Vanille Pulver
- 1 Handvoll Spinat
- 1 EL Mandelmus
- 150 ml Wasser

Alle aufgelisteten Zutaten in den Mixer oder Smoothie Maker tun und zu einem cremigen Saft mixen. Nach dem Mixen wenn möglich sofort genießen.

Erdbeeren Shake

Zubereitungszeit	5 Minuten
Geeignet für	2 Portionen

Zutaten:
- 400 g Erdbeeren
- 80 ml Mandelmilch
- 110 g Sahne, fettarm
- 1 TL Zimt

Zubereitung:
1. Erdbeeren waschen und das Grün abtrennen.
2. Zutaten im Mixer miteinander vermengen.

Wassermelonen- und Minzgranita

Eine leichte und duftende Kombination, die exotisch, erfrischend und sogar luxuriös aussieht und schmeckt.

Zutaten (1 Portion)
300g geschälte Wassermelonenstücke
240g Eiswürfel
3 Zweige frische Minze

Wie wird's gemacht?
Die Wassermelone in einen Entsafter geben. In einen Mixer über die Eiswürfel und die Blätter der Minzzweige gießen. 1 Minute lang mischen. In ein Glas geben und sofort servieren. Garniere das Glas bei Bedarf mit einem zusätzlichen Minzzweig.

Birnen Grünkohl Smoothie

Zutaten für 1 Person (134 kcal)

- 2 Birnen (entkernt)
- 1 Handvoll Grünkohl (ohne Strunk)
- 1 Schuss Honig
- 150 ml Wasser
- 1 Stück Ingwer

Alle aufgelisteten Zutaten in den Mixer oder Smoothie Maker geben und zu einem cremigen Saft mixen. Nach dem Mixen am besten sofort genießen.

Bananen-, Sahne- und Schoko-Smoothie

Das war mein Lieblingspudding als Kind – und es ist immer noch verlockend. Zögere nicht, die geriebene Milchschokolade durch eine gleichwertige Menge deiner Lieblingsschokolade zu ersetzen.

Zutaten (1 Portion)
1 Banane, geschält und geviertelt
300ml Vanilleeiscreme
2 Esslöffel Schlagsahne
1 Esslöffel Milchschokolade, gerieben

Wie wird's gemacht?
Die Banane, das Eis und die Sahne in einen Mixer geben und 1 Minute lang mischen. In ein Glas gießen und die geriebene Schokolade darüber streuen. Sofort servieren.

www.ingramcontent.com/pod-product-compliance
Lightning Source LLC
Chambersburg PA
CBHW071450070526
44578CB00001B/296